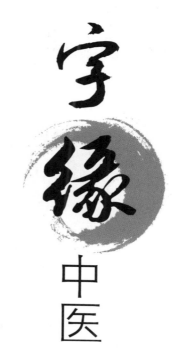

中医药院校特色通识教育读本

字缘

中医

任宏丽
彭卫华 主编

中国中医药出版社
·北 京·

U0334914

图书在版编目（CIP）数据

字缘中医 / 任宏丽，彭卫华主编 .—北京：中国中医药出版社，2016.5（2017.9 重印）
（中医药院校特色通识教育读本）
ISBN 978-7-5132-2777-3

Ⅰ .①字…　Ⅱ .①任…　②彭…　Ⅲ .①汉字—研究　②中国医药
学—文化研究　Ⅳ .① H12　② R2

中国版本图书馆 CIP 数据核字（2015）第 233694 号

中国中医药出版社出版
北京市朝阳区北三环东路 28 号易亨大厦 16 层
邮政编码　100013
传真　01064405750
河北省武强县画业有限责任公司印刷
各地新华书店经销
＊
开本 710×1000　1/16　印张 10　字数 128 千字
2016 年 5 月第 1 版　2017 年 9 月第 2 次印刷
书号　ISBN 978-7-5132-2777-3
＊
定价　29.00 元
网址　www.cptcm.com

《字缘中医》
编 委 会

主 编

任宏丽 彭卫华

副主编

薛 辉 颜 彦

编 委

（以姓氏笔画为序）

曲如意 任宏丽 刘庆宇

陈嘉峣 袁开惠 倪露露

彭卫华 颜 彦 薛 辉

插 画

马麟胤

总前言

《中医药院校特色通识教育读本》是由上海中医药大学联合安徽中医药大学作为发起单位,依托全国中医药高等教育学会教学管理研究会及教育科学研究会这一平台,吸纳相关中医药院校的专家共同完成。本系列读本首批出版9种,以后将逐步推出后续读本。

通识教育(博雅教育)的目的在于造就博学多识、通权达变、通情达理、眼光长远且兼备多种才能与优美情感的人才,属于高层次的文明教育和完备的人性教育。其核心在培养健全的"人",其实质就是对自由与人文传统的继承。医乃仁术,更是人学。扎实的文化基础、良好的科学素养是培养卓越中医药人才的关键,也是目前院校教育亟待加强的薄弱环节。诸如"夫医者须上知天文,下知地理,中通人事""博极医源,精勤不倦""发皇古义,融会新知""将赡才力,务在博见"等古训所言之意正是如此。因此,有必要从中医药人才职业发展特点出发,以优秀民族文化的独特视角,挖掘中医药文化的内核,帮助学生在成长过程中学会不断反思,唤醒其积极美好的"慧根",真正静心思考生命的价值,从而最终达到个人发展、人格完善与职业终极目标的有机统一。

本系列读本围绕通识教育特点,以体现中医药院校学科特色为宗旨,立足中医药学科内涵规律及其独特的"审美"维度,在主题选取上既重视传统治学中有价值的瑰宝,又广泛涉及文学、历史、哲学和社会科学、自然科学基础等各个领域，努力做到传统与现代、东方与西方、人文社会学与医学科学等诸多因素的协调融合，从经史子集、古今中医名家的诗词书画著作赏析、人与社会的关系、现代科技发展动态等几个维度出发，满足读者获取知识、提高素养的要求。读本在语言风格上力求雅俗共赏、饱含情趣、详于叙事、略于说明，体现"学习尽在其中，情怀尽在其中，故事尽在其中"的写作特色。

令人感动的是，严世芸教授、王键教授等中医教育大家怀着对中医药事业的强烈使命感亲自参与策划，同时，各位作者在繁忙的教学和科研工作之余，仍以一腔热情，组成跨校、跨学科的共同体，潜心投入读本编写之中。首批读本的编写历时两年余，其间召集各类研讨活动二十余次，其编写过程本身就创造了一次次沉淀学术、积极思辨、凝练共识的机会。在此，对各位前辈和同道致以崇高的敬意。

期待通过读本写作这一纽带，引发大家对中医药教育和医学事业的深度思考，尤其希望获得各位读者的学习心得和智慧贡献，以致教学相长，共同进步。

上海中医药大学副校长

全国中医药高等教育学会常务理事、教学管理研究会理事长　　胡鸿毅

2014 年 9 月

温　序

　　汉字是形音义的结合。其形有书法美，讲造型布局；其音通音乐美，有韵律节奏；其义富哲理美，蕴思想内涵。陈寅恪说："依照今日训诂学之标准，凡解释一字即是作一部文化史。"（林木《品读汉字，品读中国文化》）如果说，中国优秀传统文化是人类历史发展的载体，那么作为这个载体上的文字，正是承载着中华民族数千年文明史、发展史的基本符号和工具，记录了人的主体意识的滥觞和变异，完成了集群博雅思维的传播和扬弃。换句话说，要了解一个民族的文化本始和发展态势，研究一种文化的内涵外延和前世今生，就不能不从文字上去下功夫。

　　中医学是我国优秀传统文化的有机组成部分，它随着文化进程的发生、变化而不断发展、进步。物同一理，对中医学的研究和传承，必须渗入文化的思维，真正从源头上去认识它的本质。这些思维既包括历史的复原和历史的再现，也包含着历史的激活和历史的推动，几乎涵盖了继承与创新的全过程。与西方文化不同的是，中国文化的连续性和渐变性特质决定了立足继承和在此基础上有的放矢地进行创新是其发展方向。我们欣喜地看到，近年来，我国中医学者研究工作的主流正是朝着这一方向逐渐迈开坚实步伐的，上海中医药大学的任宏丽博士就是其中一位颇有作为的青年学者。她热衷于汉字与中医药文化关系的研究，用心挖掘蕴藏于汉字中的中医元素、中医内容、中医智慧及其间折射出的先民们的思维方式、思维特点、思维优势，力图用近距离聚焦的手段去透视、抚摸深埋于这些文字背后的医学瑰宝。继《中医汉字解码》之后，她的这一部新书《字缘中医》很快又与读者见面了。

《字缘中医》一书，立足于"字"，重心在"缘"，所阐释的是汉字与中国社会文化、生命文化缘起之关系，与中医学认知理念、认知方法缘由之关联。作者从丰富的汉字中采撷出 57 个字——57 朵芳华，尽情运笔泼墨，求本溯"缘"，透过一幅幅生动的历史画卷去剖析先民们曾经的历史沧桑，展示了中国古代历史文化的原始辉煌和发展轨迹。本书分为"阴阳五行""身形意蕴""天地之化""病里乾坤""药食芬芳""未病先防"等六个部分，既具高品位的文化性和思想性，又有接地气的可读性和趣味性，使读者既徜徉于中华文化的广阔领域，享受美味的文化大餐，又在中医文化的特定课堂探幽览胜，品味多彩的医学盛宴。

全书行文隽洁，活龙活现地描述了汉字形义发生的来由；文辞敦厚，有证有据地考据了汉字形义变迁的历史。通过钩稽史实，深入解读汉字中大量包含着的古代生理观、疾病观、预防观和治疗观的事实，以把汉字中与中医学相关的复杂信息用现代的手法直观送进读者的视野。如"阳"字篇，从探究"阳"的来龙去脉，引申出阴阳学说在中医学中的含义；"木"字篇，从剖析中国古代农业社会背景下"木"作为特有元素的理由，说明生态与生存环境的关系；"舌"字篇，从表述"舌"所具有的一般功能，揭示中国传统文化中"节制""有度"的伦理观；"枣"字篇，从勾勒枣的优美形态，解析古人"修道""求仙"文化的奥秘。书中还注意结合通识教材的特点，或点评诗文，或解读名著，借助文学作品的赏玩性来提升表现主题的阅读趣味。如说到"寒"，开篇就从边塞诗人岑参的《白雪歌送武判官归京》引入，透过诗中对塞外雪景的生动描述，引起读者对"寒"的遐思；论及"茶"，则引用《红楼梦》第四十一回中"栊翠庵品茶"的场景，表现茶文化之清新、高雅的内在美。书中还通过神话和历史故事，清晰理出汉字背后纵横交错的文化脉络。如"土"字篇，从中国"女娲造人"和西方"普罗米修斯"的神话故事破题，由此引申出黄土地上繁衍起来的汉民族对"土"元素不同寻常的眷恋之情。

唐代医家孙思邈曾言，医者"不读五经，不知有仁义之道；不读三史，不知有古今之事；不读诸子，睹事则不能默而识之；不读《内经》，则不知有慈悲喜舍之德；不读《庄》《老》，不能任真体运，则吉凶拘忌，触涂而生。至于五行休王，七曜天文，并须探赜。若能具而学之，则于医道无所滞碍，尽善尽美矣"（《备急千金要方》）。按照他的标准，对中医药文化的传承，若不从语言文字之学入手，是绝无其他蹊径可走的。的确如是，人类对文化继承和创新的要求越高，就越需要对语言文字研究不断细化、深化、精化。本书的作者正是本着对发扬中医药文化的热忱和责任，从最干涩的汉字研究做起，去扬起中医药文化的风帆，开拓中医药文化的沃野的。这种甘受寂寞，耐受考验，扎实攻关，集腋成裘的精神，在中医学振兴的今天尤其需要提倡。

"语言能够把我们带到复杂的层次，因为这，我们的生命才会深刻、幸福。"（王勉《欧阳江河与顾彬对话：我们的汉语受伤了》）年湮代远的历史，传续着汉字不变的风骨，又催化着汉字多变的风姿，"以不变应万变"，造就了汉文字、语言学既能固守阵地，又可与时俱进的古韵今风。对语言文字之学的研究，既不能忽略不同时代背景下词义延伸引出的新意，也不能不顾其固有规律，强行加给它不恰当的功能。任何理由造成的词义失真、语言失真的多米诺效应，对文化传承的危害都是非常可怕的。《字缘中医》虽然对汉字与大中医、汉字与大健康的关系做了诸多有益的探索，但文字的凝固性与语境变迁可能造成的不对称问题、文字的一般性意义与中医学特殊性表达之间客观存在的距离问题等，使得这个学问很难做到极致。或许，这正是历史留给后学者进行承前启后研究的极好空间和极佳机遇，让他们在艰辛的寻觅、开掘中去施展才华。希望宏丽博士和她的团队迎风而上，百尺竿头更进一步，能不断出新知、出新意、出新著。

　　读了《字缘中医》一书，思绪良多，顺手写下了这篇有感想、感受，也有感动、感慨的感言。作者要把它放在书的前面，那就滥充为序吧！

温长路

2015 年 8 月 16 日于北京

前　言

在中华历史长河中，中医药文化如同合浦明珠一样，始终闪耀着璀璨的光芒。然而中医药文化又深深植根于中国传统文化的坚实土壤中，需要中医界同仁和有识之士细心揣摩体会。本书即尝试在中医学与中国传统文化之间搭建起一座坚实的桥梁。

首先，在笔者看来，一个个人们喜闻乐见的普通汉字，就好似一个个美妙的音符，汇集成动人心弦的篇章，向我们讲述华夏文明的沧桑巨变。再换一个角度，这一个个汉字又好似一粒粒神奇的种子，在中医学的百草园里争奇斗艳，生长为美丽的花树，尽显迷人的魅力。所以，我们创作本书的目的，是希望从源至流，由字及医，描摹古老文字中折射出的传统生命观、诊疗观、疾病观和养生观等信息，力争寓动于静，寓教于乐，启发读者的兴趣和思考。

其次，本书内容丰富，涉及文字学、训诂学、中医学、历史学、社会学、天文学、地理学、艺术等各科知识，如文学方面引用汉赋、诗歌（唐诗、宋词等）、明清小说（如《三国演义》《红楼梦》《水浒传》《西游记》等）及唐宋笔记小说、杂谈等多种体裁的作品，历史著作方面旁涉《左传》《史记》《汉书》《三国志》等经典史书及民间野史杂记等，艺术方面融汇书法、绘画、音乐等多方面知识，力求于娓娓道来之中，开阔读者的视野，展示中华传统文化的美丽画卷。

再次，医者，意也。在组织编写的过程中，我们始终坚持"中医学"

这个贯穿始终的主线。我们的创作原则是：不求其全，而求其特；不求其多，而求其精。以文字为切入点，注重通识性、系统性、连贯性和一致性，如若读者在阅读本书后能掩卷深思，对中医学知识、中医基础理论、中医药文化有一层朦胧的认识，进而生出进一步学习、研究的动力，那么即是本书最大的成功。书中引用中医古代典籍如《黄帝内经》《难经》《伤寒论》《诸病源候论》《外台秘要》等二十余种，从中医基础理论、中医诊断学、中药、方剂，到内、外、妇、儿、针灸等，各科知识都有涉猎，还以适当篇幅穿插名医的医案掌故，向读者充分展示祖国医学的博大精深。

当然，因为时间、篇幅所限，本书还有许多不尽如人意的地方。他山之石，可以攻玉；筚路蓝缕，以启山林。我们不揣其陋，在汉字和中医学之间进行了一次有益的跨界尝试，可能有些文字是稚嫩的，也可能有些文字学知识的阐释是不够严谨的，我们诚挚地希望读者提出宝贵意见，以便使本书在今后的修订中日臻完善。我们也真诚地希望读者在阅读、学习后如有收获和感悟，能与我们积极分享。读者的识见，是我们最大的喜悦和感动。

《字缘中医》编委会

2016 年 3 月

目　录

引　言

世界上的文字可以分成三种类型，即表意文字、音节文字和音素文字。汉字属于表意文字，是悠久的华夏文明的重要组成部分。汉字中蕴涵着丰富的中华传统文化信息。本书从汉字出发，以汉字的形、音、义为切入点，探析中医药传统文化。为使读者更好地了解本书内容，我们对书中所涉及的汉字训诂学知识与古代常用工具书扼要介绍如下：

一、汉字的造字原理

汉代学者把汉字的构成和使用方式归纳为六种，即象形、指事、会意、形声、转注和假借，称为"六书"。其中象形、指事、会意、形声是造字法，转注、假借是用字法，本处仅就前者予以简要介绍。

1. 象形

东汉著名文字学家许慎在《说文解字·序》中说："象形者，画成其物，随体诘诎，日、月是也。"汉字象形字最本质的特点是——画。象形字是文字的最早形式，它描画具体事物的形状外貌，是图画文字的遗留与发展。这种构字方法将词语及其内部单位意义所指，通过直观的形状描画出来，如甲骨文中的 ⊖（日）、☽（月）两字。

2. 指事

指事，即用象征性的符号或在象形基础上增加指事性符号。《说文解字·序》言："指事者，视而可识，察而见意，上、下是也。"古人发现，一些抽象的概念无法用象形的方法来直观描述，如表示方位的

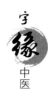

"上""下"，又或者是表示数量的"一""二""三"等，于是创"指事法"造字来表达。如 ⼑（刃）就是以象形的"刀"为基础，在表示刀口的部位增加了一个指事符号"、"，来表示刀的这一部位。像这样的指事字还有表示树根的"本"和表示树梢的"末"等。

3. 会意

会意，即根据意义之间的联系，用两个或两个以上的独体字合成一个字，共同表示其合成意义的造字方法。《说文解字·序》云："会意者，比类合谊，以见指撝，武、信是也。"清代训诂大家段玉裁注曰："先郑《周礼》注曰：今人用'义'，古书用'谊'。'谊'者本字，'义'者假借字。"所以，合谊即"合义"，取"意义相合"而成字。会意字的出现，标志着汉字从表形阶段发展到了表意阶段。如"信"之诚实义，无法画出其形，也不适宜用指事来表达，故将"人""言"组合在一起，取其合意"人言为信"。

4. 形声

《说文解字·序》说："形声者，以事为名，取譬相成，江、河是也。"段玉载注曰："以事为名，谓半义也；取譬相成，谓半声也。"可见，形声字是以表义构件和表音构件组合而成的。形声字中的表义构件称"义符"或"形符"，表音构件称"声符"。如"江""河"两字，与水相关，故用"氵"来表义，即其义符，而"工"和"可"则表其音，即声符。

二、古代常用工具书

1.《尔雅》

《尔雅》是对先秦及西汉的故训加以总结，汇编而成的一部训诂专著。在训诂学史上，《尔雅》的地位举足轻重，它是中国现存第一部系统的训诂学专著，总结了之前旁杂流传的先秦故训，是后人解释先秦两汉典籍必不可少的工具书。

该书现存十九篇。其中前三篇——释诂、释言、释训，收录的是一般词语，将古书中同义词、类义词分别归并为各条，条末用一个当时的通行词进行解释。其余十六篇依次为：释亲（亲属）、释宫（宫室）、释器（器用）、释乐（乐器）、释天（天文）、释地（地理）、释山、释水、释虫、释鱼（鱼和爬行动物）、释鸟、释兽、释畜（家畜），多收专有名词，相当于古代的百科词典。该书体例是"释雅以俗，释古以今"，即用当时通行词语的常用意义解释古代词语。

2.《说文解字》

该书作者为东汉许慎，成书于东汉和帝永元十二年（100）到安帝建光元年（121），是一本在辞书编撰史上具有开创性的经典著作，在文字学与训诂学史上都占有重要地位。

全书按 540 部首编排，共收录 9353 字，又重文 1163 个。每个字的解说运用"六书"理论进行阐释，大体包括析字、解义和注音三项，并首创部首检字法，对字的音、形、义进行了全面的解释。在《说文解字》以前，字书没有按"形"分部，大体都是把常用字编成韵文。许慎改变了这种状况，他将 9353 个汉字按形系联，分为 540 部，归并为 14 大类。全书按这 14 大类分为 14 篇，又将卷末的叙目别为一篇，共 15 篇。历代对于《说文解字》的注疏颇多，以清代为最，如段玉裁的《说文解字注》、桂馥的《说文解字义证》、王筠的《说文释例》和《说文句读》，以及朱骏声的《说文通训定声》，这四位著者也并称清代"说文四大家"。

3.《玉篇》

该书是梁大同九年（543）黄门侍郎兼太学博士顾野王撰的一部字书，分别在唐上元元年（760）和宋大中祥符六年（1013）进行了增订和重修。据唐人记载，全书共收字 16917 个，今本收字则达 22700 字，分为 542 部。该书注音在前，释义居后，释义简练，多列《说文》《白虎通》等权威说解，个别字义引古书为证。

4.《释名》

《释名》是东汉末年出现的一部专门探究"事物名源"的著作，作者是刘熙。其体例按事类分为27篇，内容包括天地、阴阳、四时、邦国、都鄙、车服、丧纪及民用器具等。该书解释名源，采用的是声训的方式，以同声相谐，从音求义，参校方俗，考合古今，析名物之殊，辨典礼之异，为训诂要典。

5.《广韵》

该书全名为《大宋重修广韵》，由宋代陈彭年、邱雍等奉敕撰修，成书于宋大中祥符元年（1008），是我国现存最古老的完整韵书。该书按四声分卷，平声字多，故分为两卷，上、去、入声各一卷，共5卷。全书收字26194个，分206韵，是一部按韵编排的字典。《广韵》反切注音在前，次列韵部，再标声、韵，次以释义，释义简练，多用《说文解字》。

参考文献

［1］郭在贻.训诂学.北京：中华书局，2008.

［2］段逸山.医古文.第2版.北京：人民卫生出版社，2006.

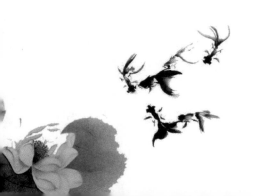

第一单元　阴阳五行

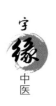

阴

　　阴，《说文解字》中将其解释为"闇也，水之南，山之北也"。关于"闇"，段玉裁注"闭门也。闭门则为幽暗，故以为高明之反"。根据"阴"字金文的字形 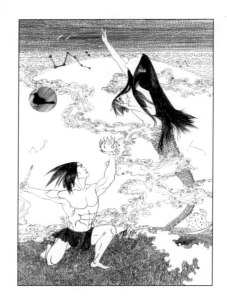 来看，字的结构分为两部分，上面的"今"表音，下面的结构则类似于一朵白云，表意，指的是天空中浮云蔽日的情形。这个字与阳光透彻、万里无云的"晴"字相对应，是古人对气象观察后的总结。之后，小篆阴字作 𨸏，在原来的字形上增加了古时表土山的"阜"形。《说文解字》中的释义与通行于秦汉的小篆"阴"的字形是相吻合的，指代山北水南的方位，"阴"字的含义也由此更加丰富，如同古人所描述的，"夫造化陰陽之氣本不可象。故黔（古阴字）與陰，易與陽，皆叚（假）雲日山阜以見其意而已"。

　　《诗经》中多次出现有关"阴"的表述，如"习习谷风，以阴以雨""芃芃黍苗，阴雨膏之"，用的都是"阴"的本义。《周易》卦爻辞中也有一处言及"阴"字，而并无"阳"字。这一处即是"鸣鹤在阴，其子和之。我有好爵，吾与尔靡之"，意思是说鹤鸟在山之北鸣叫，它的幼子应和着，我有佳酿美酒，愿意与你分享。其中的"阴"字，表达的便是"山北"之意。

　　由于阴天、山北、水南等通常都是没有阳光的景象，会相对幽暗、寒冷，所以人们赋予了"阴"字更为细致深层的认识和想象，并且固定在其含义之中，即具有晦暗、沉静、向下、寒凉、虚空、内藏、压缩、凝聚、闭阖等特征都归属为"阴"。

中医学将"阴"对功能属性的概括运用到了对人体及疾病的认识当中。它认为身体的胸腹、下部，四肢内侧，五脏（包括肝心脾肺肾），以及血津液皆为"阴"；同时，病证中那些机能低下、寒凉之象明显的症状，也归属为"阴"。此外，中医学理论更多的是用"阴阳对立统一关系"来阐释人体的生理病理变化。比如中医临床上有"阴胜则寒"的说法，体内阴气偏盛，便会导致腹痛、泄泻、舌淡苔白、脉象偏沉迟等寒证的表现，而应当用温煦、燥热的药物"破云见日"，恢复体内的阴阳平衡。而与此相对的"阴虚"状况，则主要是由于阴液不足，不能制约阳亢，而出现的阳气偏盛之热象。如久病耗阴或素体阴液亏损，会出现潮热、盗汗、五心烦热、口干舌燥、脉搏较快的状况。这种干涸之状，犹如大地被过度强烈的阳光曝晒而引起的枯焦，治疗时需要用滋润、寒凉之品，并且主要关注体内统管水液代谢的肾、肺等脏腑。

中医养生观念中，亦将身体之阴阳与天地的阴阳之气联系起来，认为"春夏则阳气多阴气少，秋冬则阴气盛而阳气衰"，所以必须遵循"春夏养阳，秋冬养阴"的原则对身体进行关照。在天地间凉意起而逐渐寒冷的季节，人体也应当效法天地的时令之气，葆养体内阴滞、收敛之气。《素问·八正神明论》中说"天寒日阴，则人血凝泣而卫气沉"，形象地说明了天气寒冷则气血凝滞，运行缓慢的道理。此时，我们应当顺应阴气收藏凝滞的特性，从身心两方面按照"秋收冬藏"的规律养护阴气，精神上要保持心境平和，不要大喜大悲，也应避免抑郁不欢，起居上应早卧晚起，这样才有助于来年春夏体内阳气的生发。

"阴"，是从那片掩遮的白云到与光明热烈相对的幽暗冷冽，从这个字的含义变迁里，我们能寻到人类对生存自然的认识路径，这理之性、智之力的循序渐进过程，不失趣意。

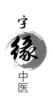

阳

"阳"本义是指（我国）山地朝日光的南坡，甲骨文写作𓏬，左边是阜字，右边像日光照射之形，后此引申出光明之意。所以，东汉许慎在《说文解字》中说："阴，暗也。阳，高明也。"

"阳"由光明义借代引申为太阳，《诗经·小雅·湛露》有"湛湛露斯，匪阳不晞"，意思是浓浓的露水，若是没有阳光则无法晒干。我们的先祖充满了对光明的崇拜，因此有燧人氏钻燧取火的传说，有火才有光明，光明也意味着温暖。所以，"阳"又引申指温暖。《诗经·豳风·七月》有"春日载阳，有鸣仓庚"，意思是春天很温暖，小鸟在山谷鸣叫。后来，"阳春"就指春天。

阳之原意是非常朴素的，仅仅是指山地朝日光的南坡。但是随着时间的推移，人们在认识和改造大自然的生产活动中逐渐形成了"阴""阳"的观念。大约西周时期，"阴阳"这个词在诗歌里开始出现，《周易》里则阴卦、阳卦对举，用"▬ ▬"表示阴，"▬"表示阳。

阳和阴的概念是相对的。山的南面，向着太阳的就是阳；相反，山的北面，背着太阳的就是阴。温暖的是阳，寒冷的是阴。我们的祖先渐渐形成了用阴阳去认识大自然的万千事物的习惯，"阴阳"也衍生出中国最古老的认识论与方法论。

阳和阴也是统一的。比如以一昼夜来说，白天是阳，夜晚是阴，但是上午是太阳升起，阳气复苏的时候，是阳中之阳，下午就是阳中之阴。这个观点就是阴阳的包含原理，即阴中有阳，阳中有阴。与阴阳的对立一样，阴阳的统一也是阴阳关系的重要属性。《国语·越语》曰："阳至而阴，阴至而阳，日困而还，月盈而匡。"意思是阴阳是对立统一且可以相互转换的。

　　最晚在春秋战国时期，医家开始把阴阳的概念应用于医学理论，将人体中具有向上、外向、弥散、推动、温煦、兴奋、升举等特性的事物和现象归属于阳。如就腹背来说，背为阳，腹为阴。督脉行于背，有总督一身阳经的作用，称为"阳脉之海"。手三阳经、足三阳经都行于头面部，所以《难经》有云："人头者，诸阳之会也。"

　　《黄帝内经》（以下简称《内经》）作为重要的中医典籍，里面有许多运用阴阳学说阐释人与自然关系的理论和诊疗疾病的方法。《素问·阴阳应象大论》就是专门论述阴阳学说的篇章。后来阴阳学说与五行学说逐渐结合起来，成为中医最重要的思维方法。历代医家不断总结，创立了"阴、阳、表、里、寒、热、虚、实"八纲辨证法。

　　就男女的体质来说，男为阳，女为阴。所以男性要注意顾护自己的阳气，阳气具有温煦、向上、积极的特性，我们称男子要有"阳刚之气"，就是这个含义。如果阳气不足，除了怕冷、手脚凉，还会导致"阳痿"等疾病。很多原因，比如外伤、心理因素都可能导致阳痿，但是最根本的原因是肾阳不足，不能温煦肾精，所以治疗上常用鹿角霜、巴戟肉、淫羊藿这些温阳补肾的药。

　　我们平常可以利用"阳"的特性进行保健，比如冬天晒背就十分利于健康。冬天晒太阳对促进人体的血液循环，提高造血功能大有裨益，特别是在防治儿童佝偻病和成人骨质疏松症方面有着特殊的疗效。常梳头摩面也是中医倡导的保健法。中医认为，头为"诸阳之首"，是人体的主宰，人体中十二条正经、奇经八脉大多上行于头部或与头部有联系，这些经脉起着运行气血、濡养全身、抗御外邪、沟通表里上下的作用，而且在头部有许多重要穴位。梳头时，梳齿要经过百会、太阳、玉枕、风池等穴，经常梳头能起到按摩这些穴位的作用，对改善大脑皮层的兴奋与抑制过程，调节中枢神经系统的功能，促进头皮血液循环十分有益。

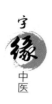

木

　　木字在甲骨文中的字形为 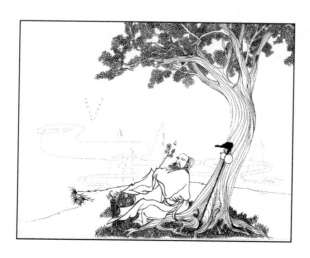，是一个象形字。从字的直观构型中，我们看到的是一棵树的基本形态：笔直的树干、苍劲伸展的枝丫枝条和分叉的树根。《说文解字》释"木"为："冒也。冒地而生……从屮，下象其根。凡木之属皆从木。"认为"木"描述的是一种向土地外生长透发的状态。《庄子·山木》中云："庄子行动于山中，见大木，枝叶繁茂。"这里面使用的便是木的本义，即树木。明代李时珍的《本草纲目》中也设有"木"部，他认为："木乃植物，五行之一。性有土宜，山谷原隰。肇由气化，爰受形质。乔条苞灌，根叶华实。坚脆美恶，各具太极。"这里的木，也是树木的意思。《本草纲目》中将能作为中药使用的树木、树皮、果实、根部等都列入此类，如柏、槐枝、合欢皮、甘竹根、枳壳、郁李仁、女贞、枸杞等均在其中。在字形上，木字从甲骨文到小篆都没有发生过结构性的变化。之后在隶书中，将原代表向上的两笔象形斜文笔画化为一横，而将原本代表深扎于土壤的两笔向下斜文笔画化为一撇一捺，并一直沿用至今。

　　在中国传统文化的"五行观"中，木与火、土、金、水共同成为宇宙万物的五种属性。"木曰曲直""曲直作酸"，凡是起生长、升发、条达舒畅等作用或呈"酸"性的事物都可归之于木，而木之属性也用于描述方位中的东方、四季中的春季、颜色中的青色等。

相对于希腊或印度文化中所认为的地、水、火、风（或气）为组成世界的元素，木与金是中国朴素的世界观中特有的元素。这与中国古代以农业生产作为社会生活根基密切相关，如《尚书大传》记载："金木者，百姓之所兴作也。"

作为燃料和各种工具材料、建筑材料的"木"，在社会生活中占有重要位置。中国思想史学家李泽厚先生认为，与其说中国的五行所注重的是五种物质因素、材料或实体，不如说是五种作用、功能、力量、序列和效果。这种总结交织着我们古人对自然本身性能规律的了解和人事实践经验的双重内容（李泽厚《中国古代思想史论》）。由此可见，中国文化对"木"有着浓浓的实用情结。作为五行之首的"木"，还有一个值得注意的特性是"木可生火"，是五行中唯一可以产生另外一个特性的属性。火的使用被认为是人类脱离蒙昧状态的标志之一，而点亮人类理性之光的源头便是木。因而"木"成为始端，成为五行之首，占有重要地位。

秉承着中国文化传统的中医学理论，运用五行理论对"木"进行了医学理论的解构。中医学将五脏之"肝"归属于木，认为统管人体疏泄功能的肝脏与"木"同性，主动，主升，喜条达而恶抑郁，与胆、筋、爪、目构成肝系统。中医理论认为，肝脏最主要的功能便是疏泄气机，即平衡协调人体全身各脏腑组织气机的升降出入。故肝气宜保持柔和舒畅、升发条达的特性，这样才能维持生命的正常生理功能。譬如只有像木一样舒展畅达地生长而充满生机，才能启迪诸脏腑生长化育的功能，保持机体的生命力。中医学理论还认为，肝气与春气相通，在阳气始生、万物以荣的春天，肝脏最为应季，肝气最为旺盛。春三月，为肝木当令之时。春天大地复苏，温暖的气候使人体的新陈代谢趋于旺盛，无论是血液循环还是营养供给都相应地增多加快，以适应人体各种生命活动的需要。肝在人体中主疏泄，也调节血量，还能促进脾胃对食物的消化吸收，所以在春季，人体的生命活动与肝关系极大。

春季养肝，应当在精神情绪、饮食起居、运动锻炼等方面进行适宜的调养。若人体中肝气升发不及，郁结不舒，就会出现胸胁满闷、胁肋胀痛、抑郁不乐等症状，而当肝气升发太过则表现为急躁易怒、头晕目眩、头痛头胀等。"木性原喜条达，所以治肝之法当以散为补。散者，即升发条达之也。"（《医学衷中参西录·论肝病论治》）而中医治疗肝病也多用白芍、五味子等酸性之品，所谓同气相求，以同属于木之酸品补益肝脏。

"木之初，芽既萌；木之中，绿油油；木之末，参天穹。"一棵苍劲生长的树木，给人类带来的是对生命力的想象，生动而有力。

火

"火"是物体燃烧时所产生的光和焰。甲骨文的火就像是火焰熊熊燃烧的形状 🔥，而古陶文的火好像是一个架起的火堆 🔥。后世的火字虽历经变化，但仍可从字形上见柴火燃烧之状。

学会用火是人类文明的一大进步，在远古时代的不同地域里，人们都创设出了引导人类利用"火"的神灵，并给予相当的敬重，燧人氏和祝融就是我国传说中著名的火祖和火神。

据《韩非子》《太平御览》等古书记载，在远古的时候，人们吃生食，茹毛饮血。生食腥臊恶臭，伤害肠胃，食之易生疾病。后来，人们发现火烤熟的食品味美且易消化。但因雷击等产生的自然火不易获得而且难以持续燃烧，人们很难保留火种。那时，有一位圣人从鸟啄燧木出现火花而受到启发，就折下燧木枝，钻木取火。他把这种方法教给百姓，让大家学会了人工取火的方法。火具有烧烤食物、驱赶野兽、照明、取暖、冶炼等作用，将人类的生产活动打开了一个新的局面，从而引领了人类文明的脚步。人们称这位圣人为"燧人氏"，燧人就是"取火者"的意思，并且把他奉为"三皇"之首，尊为"火祖"。《尚书大传》云："燧人为燧皇，伏羲为戏皇，神农为农皇也。燧人以火纪，火，太阳也。阳尊，故托燧皇于天。"

关于燧人氏取火的故事，在河南商丘一带还有另一种传说：远古时，商丘一带是一片山林。在山林中居住的燧人氏经常捕食野兽，当击打野兽的石块与山石相碰时往往产生火花。燧人氏受此启发，就以石击石，用产生的火花引燃火绒，生出火来。这种取火法在三十年前的商丘农村还有人在使用。

除了火祖燧人氏，传说中的火神祝融也为人类带来了光明。相传他从上界光明宫里取来火种，教人们把打来的野兽放在火上烤熟了再吃，大家非常崇拜火神祝融，真心诚意地祭祀他。这种行为触怒了水神共工，共工和祝融打了起来，结果共工抵挡不住祝融，逃到天边，一头撞倒了不周山，"诸侯有共工氏，任智刑以强霸而不王。以水乘木，乃与祝融战。不胜而怒，乃头触不周山崩，天柱折，地维缺。"（《史记·补三皇本纪》）由此可见人们对火神的敬重之心。

火在五行中占有重要的地位，属于阳中之阳，因为火性炎上，所以性质属火的多占有上位，比如太阳。就东西南北的方位来说，《古文尚书》认为，"火"在中央，制约着其他方位；《今文尚书》认为，"火"在南方，与炎热的性质相符合。现在一般认为"火"主南方。在人体，火与心的关系非常密切，《素问·五运行大论》载："南方生热，热生火，火生苦，苦生心，心生血。"

中医认为，在五脏之中，心为君主，心又属火，其体热，其用阳，所以心阳又称心火。《素问·六节藏象论》说："心者……阳中之太阳，通于夏气。"心为君主之官，统领全身五脏六腑的功能活动，主持精神意识、思维活动，故心火又被称为君火。肾中阳气，曰肾阳，亦即命门之火，又称肾火、相火等。肾阳为人身阳气之根本，与生俱来，是生命发生的原动力。相火名称繁多，如龙火、雷火、龙雷之火等，都是从不同

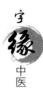

的角度认识、理解与命名的相火。《素问·天元纪大论》曰："君火以明，相火以位。"就是说心为君主，肾为根本，君火为用，相火为根。相火必须在君火的统帅下才能发挥正常的生理功能。君火得其常，神明乃彰；而相火宜藏而不宜露，故曰相火以位。

"火"具有温煦的功能，如果患者出现手指冰冷、小腹隐痛、月经淡黯等症状，往往是阳气不足的表现。这里的阳气与相火的关系非常密切，临床上经常会用鹿角霜、巴戟天之类的温补药。男性患者如果出现阳痿的症状，中医多认为是命门火衰，也是用温肾壮阳助腰膝的方法进行治疗。

总之，火不仅在自然界占有重要的地位，在人体也是生命活动的原动力，在正常的状态下，生命之"火"给人体持久的温煦和助力。

土

"土"的甲骨文字形为 Ω、⬤、，金文为 ♦、♦。下面一横代表着混沌太初，也可代表天，或代表地。甲骨文 Ω 像是地平线上的高耸立墩之形，"∴"则为指事符号，表示溅泥灰尘。故"土"之本义为耸立在地面上的泥墩。后将立墩之形简化成实心棱形，故有金文之"♦"形。而古陶字将其写作似"十"非"十"的形象，故后世作"土"形。《中国字例》以为甲骨文"土"字："殆象土块形，一则地之通象也，土本'地'之初文……秦汉以后始分为二，土为泥土，地为土地。"《说文解字》也释为："土，地之吐生物者也。'二'象地之下、地之中，'丨'物出形也。"可见在上古之时，"土"和"地"之所指有相同的部分。

从古至今，土地是人们生产生活中最重要的东西之一，关于土地也有许多美丽的传说。东汉古籍《风俗通》中记载："俗说开天辟地，未有人民，女娲抟黄土做人。剧务，力不暇供，乃引绳于泥中，举以为人。"

这就是女娲造人的传说，经过当代中国神话学大师袁珂先生的演绎更加动人：寂寞的女娲娘娘按照自己的样子用土和水捏出了第一个娃娃，很是喜欢，下决心要让这些灵敏的小家伙布满大地，就用绳子沾了泥浆挥洒，泥浆沾地后都活了过来，变成可爱的小人，在大地上繁衍下来。不仅中国如此，世界其他国家也有将人与土联系起来的神话传说。在古埃及的神话传说中，"人"是哈奴姆神在陶瓷作坊中塑造而成；在古希腊神话中，"人"是普罗米修斯用河水和泥土造出来的，而雅典娜赋予了人灵性等。古人以他们强大的感知力崇拜着土地，认为土地是神性的续存，更是生命生生不息的重要根基。

中国作为农业大国，对土地的崇拜更是深切久远，从"三皇五帝"的传说就可以看出土地的重要性。地皇，也就是炎帝神农氏，他"尝百草之实，察酸苦之味，教民食五谷"，经过他的辛勤治理，"甘雨时降，五谷蕃植，春生夏长，秋收冬藏"，一派大地丰收的美好景象。而五帝中的黄帝位于大地的中央，掌管四方，称黄帝，"黄"亦由土色而来。传说黄帝统治时期造舟车弓箭，染五色衣裳，其妻嫘祖教会民众养蚕，百姓安居乐业，四海来归。我们中国人总自称"炎黄子孙"，渊源就是这两位皇帝，可见土地对我们的影响之深。这种影响绵延到晚近，很多人离开家园到外洋打拼时，都要带一包故乡的泥土，寄托对祖国的眷恋。现在的华侨回来探亲，说得最多的一句话，就是"故土难离"，可见我们对土地的深厚感情。

土是五行之一，《尚书·洪范》曰"土爰稼穑"。春种曰稼，秋收曰穑，指农作物的播种和收获，这里强调的是土地与种植生产的关系。"土"具有载物、生化的特性，故称土为"万物之母"，具生生之义，"四象五行皆藉土"，五行以土为贵，故凡具有生化、承载、受纳性能的事物或现象，皆归属于"土"。《素问·阴阳应象大论》中将五脏与五行相配，脾因具有化生气血，运化水谷精微以营养人体的作用，与"土"生长化收藏的属性非常相似，因此经文表述为"在天为湿，在地为土，在体为

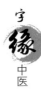

肉，在脏为脾"。

现代社会，因过食肥甘厚味而导致运化失调，或劳思过度、四体不勤，都会损伤脾胃，需要通过调节脾脏的运化功能来改善。需要指出的是，由于中医基础理论认为，"脾在声为歌"，所以适当唱歌，条畅情志，也可以起到醒脾的作用。如此看来，像《中国好声音》《快乐男生》这些风靡一时的音乐选秀节目，从传统医学角度来说也具有一定的积极意义，简直像一场全民"健脾"运动了。

金

金，其金文字形是𨤾，左╏表沙粒，右上 ▲ 为"今"（含的变形），"土"表地矿，即泥沙中的矿粒。故"金"字的本义是藏于泥沙中的粒状金属。《说文解字》曰："五色金也，黄为之长。"由是可知，"金"的本义是五色金属类的统称，意指五金，如现在也有"五金商店"，同时，古人也认识到"黄金"是五金之首。

因为"金"在自然界广泛存在，又与人们的生产生活息息相关，五行学说建立后，金在五行中占有重要一席。古人云："金曰从革。"一方面，"从"义顺从，"革"意变革、变化，是说金可销烁，可铸造成器等。故《尚书正义》说："金可以从人改革，更言其可为人用之意也。"另一方面，"从革"是强调金属是矿物经冶炼变革而来，古有"革土生金"之说，故曰"从革"。

在各种冶炼而得的矿物质中，"黄金"因耐高温、抗腐蚀、具有较佳延展性，最终成为重要的货币流通物，由此"金"也成为富贵与坚固永恒的象征。人们常将珍贵物事与"金"联系起来，如比喻富贵极盛的人家称"金穴"，《后汉书·皇后纪》："况迁大鸿胪。帝数幸其第，会公卿诸侯亲家饮燕，赏赐金钱缣帛，丰盛莫比，京师号况家为'金穴'。"人们还把良好的建议和意见叫作"金玉良言",《诗经·小雅·白驹》:"毋金玉尔音,而有遐心。"金亦代表坚固永恒,如称防守坚固的城池为"固若金汤",王融《永明九年策秀才文》有"金汤非粟而不守,水旱有待而无迁",李商隐《览古》诗有"莫恃金汤忽太平"。我国历史上的辽国是北方的游牧民族建立的,取国号为"辽"是因为这个字在辽国语言中是"铁"的意思,他们希望国家像铁一样坚固长久。而继之者金国的建立者认为铁尚可生锈腐朽,故他们取国号为"金",希望国家能像金一样永恒长久。另外,随着佛教的传入,汉语词汇中增加了"金刚"一词,本为密宗术语,梵语为 vajra,对应的直译是"缚日罗"或"伐折罗",原指矿物中最精最坚者,后指以此打造的古印度兵器,进而又指持此兵器的力士,如称寺院中的四大天王像为"四大金刚"。

五行学说认为,"金"的特性是肃杀、潜降、收敛、洁净等,凡具有这类特性或作用的事物均可归属于金,如西方日落(潜降)、秋天万木叶落(肃杀)、白色洁净之物等。传统医学认为,人体的"肺"具有主肃降、通调水道等作用,故将其归属于金。清代医家程钟龄曾说:"肺体属金,譬如钟然,钟非叩不鸣。"所以外邪内伤影响到肺,肺即会鸣响(如咳嗽、喘息)。中医把实邪导致的音哑、失音等称作"金实不鸣",而把内伤等虚证引起的上述症状称为"金破不鸣",可谓形象贴切。

中药亦有许多以"金"字命名的药物,如金银花、金钱草、金樱子、金铃子、郁金、海金沙、鸡内金等。而方剂中尚有小金丹、金锁固精丸、金铃子散、百合固金汤等方。需要特别指出的是,"医圣"张仲景《伤寒杂病论》的杂病部分称作《金匮要略》,"金匮"就是收藏珍贵物品或文献的匣子,用此为书名,表明该书内容精要,价值珍贵,应当慎重保藏。唐代著名医家孙思邈更是认为"人命至重,有贵千金,一方济之,德逾于此",所以他把自己精心编纂的济世救人的医书命名为《备急千金要方》《千金翼方》。

总之,"金"代表着富贵、珍贵,象征着美好、永恒。作为新时期

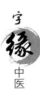

的医学生，我们在追求扎实的专业基础和医疗技术的同时，更重要的是要拥有一颗金子般的心，推己及人，关心病患，用"仁心仁术"来济世救人。

水

水，甲骨文写作 ，似水形。在甲骨文中动态的流水为 或 ，刻画的是至上而下的水流，而缓流或静止的水则为 或 ，用横向的构图区别于前者。如甲骨文 （昔），描述的是只见烈日和滔滔洪水，不见他物的远古洪荒时代。《说文解字》认为："水，准也，北方之行，象众水并流，中有微阳之气也。"其中"准"强调的是水"平"的特性，引申出其可以作为规范和标准的特性。"法"的古字 （金文）中，左下部分就运用了 （水）的意象指代公平、平等的含义。远古时期，人们通过长期的观察，发现水既是柔顺、平和的，但也有凶猛肆虐的一面，故而对蕴涵其内的"刚烈"之气多有强调和刻画。无论是《说文解字》中"象众水并流，中有微阳之气也"的解释，还是八卦中指代"水"的 （坎卦）所代表的"一阳居于二阴之中"的意义，还是段玉裁先生注"水"为"水，外阴内阳，中画象其阳"，所有这些都反映了先民们从阴、阳的角度对水的解读，也反映出古人对大自然的敬畏之心。

从古字"水"诠释的整体来看，其在古代社会生活中的位置可见一斑。在所有的神话传说中，"水神"化身多种多样，其中最具有代表性的便是龙王。"龙"是华夏民族共同的始祖神，被认为上天入地无所不能。同时在天地众神中，"龙"也被认为是掌管江河湖海的水神，每当遇到大旱的荒年，人们就会摆设出丰盛的祭品向龙王求雨。至今人们还习惯把家里的自来水出水口叫做"水龙头"，这就是中华传统文化的遗存。而从哲学角度来讲，中国有将水作为世界的本质之一的文化传统，甚至有学者认为，"水"蕴涵着中国古代哲学所有重要的和传统文化有密切联系的哲学概念的隐喻。《尚书·洪范》中将水纳入五行之一，《管子·水地》篇也明确提出了："水者何也？万物之本原也，诸生之宗室也，美恶、贤不肖、愚俊之所产也。"孔子的"逝者如斯夫"表达的更是水中所呈现的自然界生生不息的力量。老子则认为水是"几于道"的，它"善利万物而不争，处众人之恶"，故"上善若水"。

水是流动的，水又是清凉甚至寒凉的；水是向下的，水又是滋润的。先民们在"取象比类"的思维模式下，把具备这些特性的事物都归属于水。《尚书·洪范》认为，五行之一的水的特性是"润下"。《素问·阴阳应象大论》中的传统医学理论认为"北方生寒，寒生水，水生咸，咸生肾"，把肾归属于水，同时把膀胱、骨、发、耳、二阴等与肾相关的事物都归属于水。而与水相对的五行之一——"火"的特性却刚好相反，"火曰炎上"。我们常说水火不相容，但是从传统文化的角度来讲，水与火是相生相克的。故而理解中医学中的水，必须带有许慎《说文解字》中"中有微阳之气也"和坎卦的"一阳居于二阴之中"的辩证思维，即不能单纯地、机械地理解"肾水"，而应当明了"肾水"中存在有人体的"真阳"之气。此肾水中的微阳之气是人体生命之火，命门之火，与属心之火完全不同。而真阳之气如若异常，就会出现虚火上冲，阴不制阳的症状，发生反复口腔溃疡、咽喉炎，甚至月经先期、性欲亢进等疾病。此时应当辨证论治，而不能一味清热降火。治疗"水火不济"的名方交泰丸中的肉桂便是从此法之用，只有滋补了肾水中的"真阳"，引火归原，机体才会水火既济，阴阳亨通，健康和平。

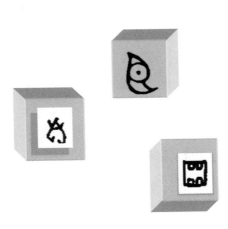

第二单元　身形意蕴

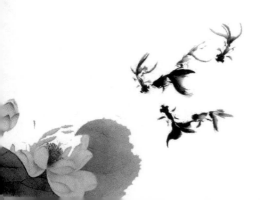

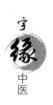

自

　　自，甲骨文写作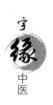，为鼻的象形字。许慎在《说文解字》中认为："自，鼻也，象鼻形。"甲骨文中有"疾自"的说法，即鼻病。战国文字中楚简字形变化较大，作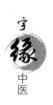，可视为是"自"演化为"鼻"的一个中间字形。段玉裁在《说文解字注》中认为"自"象鼻，读作鼻，并认为"鼻"即是"始"。在古代，兽之初生就被称为"鼻"，而初生之子谓"鼻子"。现代汉语中的"鼻祖"一词，便沿袭了这层含义。而正是因为"自"为"鼻"之初文，所以表示开端了中国文化的"人文始祖"或"人文初祖"——伏羲、神农、黄帝（一说燧人氏、伏羲氏、神农氏）三位被命名为"三皇"。这里的"皇"，其意之解既从字形中的"王"亦从"自"，表示中国上古时期的初王。而在文明传袭中，误将"自"写为"白"，故"皇"沿用至今。颇为有趣的是，中国历史上第一位实现大一统的帝王秦王嬴政将自己封为"始皇帝"，该封号可谓是闳意妙旨，煞费苦心，既表示了他是历史上第一个统一全国的帝王，又通贯三"皇"五"帝"，表明他至高无上的地位。可百密一疏，"皋大恶极"的"皋"（音罪）字与"皇"字字形颇近且皆从于"自"。古文之"皋"即现代汉语的罪，《说文解字》中说"皋，犯法也，从辛从自"，表示的是皋人"蹙鼻苦辛"紧皱着鼻子既辛苦又忧愁的样子。当"始皇帝"发现"皋恶""皋孽"的"皋"与"皇"竟然有如此紧密的联系，当然不能容忍，于是将"皋"改为"罪"。段玉裁在《说文解字注》中认为，秦始皇此举改变了汉字历史中只有假借而无改字的先例，也将原本用来表示捕鱼的竹网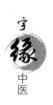（罪）的含义完全改变。

　　自，即是鼻。在生命活动中，鼻子是用来呼吸的。《说文解字注》中有言："鼻，所以引气自畀也。"一呼一吸，便是人体与自然界的交替而

"引气自界"，使自体生命活动得到实现。"自"的原意是原始、开始、初始、始发，而人也正是从呱呱坠地开始正式有了一呼一吸，才启动了生命活动。从研究生命活动的中医角度而言，鼻是呼吸出入之门户，为肺系的最外端，是气体交换之通道。除此之外，鼻兼司嗅觉以辨别香臭，并能帮助发音。鼻与脏腑的联系中，以其与肺的关系最为密切。《灵枢·脉度》说"肺开窍于鼻"，"肺气通于鼻，肺和则鼻能知香臭矣"。《灵枢·本神》说："肺气虚则鼻塞不利少气。"鼻为肺系之外窍，肺乃体内外气体交换之场所。肺气充沛，不失宣肃，则气道通利，鼻窍通畅，呼吸和泰，吐纳自如，且嗅觉敏慧，香臭明辨。若肺气虚弱或肺失宣降，气机不利，则鼻窍阻塞，气体交换不利，不能分辨香臭。肺经燥热，则使鼻腔干燥。肺经火旺，迫血妄行，可致鼻衄。肺卫不固，易感表邪，则感冒鼻塞，流涕不断。

鼻与脾胃在生理病理上也有一定关联。脾胃在五行属土，位主中央，鼻在面之中央，故在中医诊断学面部望诊理论中，鼻为脾胃之外候。脾统血，鼻准（鼻根部）属脾，为血脉聚集之处。脾热则血热，血热则鼻准肌肤红赤，故《素问·刺热》说："脾热病者，鼻先赤。"脾为湿土，肺属燥金，肺为土子，脾土生肺金。鼻为肺之外窍，而肺之经脉与胃之经脉相通，足阳明胃经起于鼻翼旁迎香穴后挟鼻上升。脾胃功能的强弱可直接影响肺金的盛衰。若脾胃健运如常，则肺气充沛，鼻窍通利，反之则为病。李东垣在《兰室秘藏·眼耳鼻门》说："若因饥饱劳役，损伤脾胃，生发之气既弱，其营运之气不能上升，邪害孔窍，故鼻不利而不闻香臭也。"依据上述理论，用补脾益肺或健脾养胃法治疗慢性鼻炎、过敏性鼻炎收到良效，从临床角度验证了脾胃与鼻窍的内在联系。有临床文献认为，鼻腔干燥，鼻黏膜萎缩，易感冒而鼻塞难愈，嗅觉失灵，经常鼻流清涕，或发生鼻衄、倒经等病证，其病机每与脾胃虚弱，气不布津，脾不统血或肺胃虚火上冲鼻窍有关。健脾益气法治疗肺系虚损所致的慢性鼻窍疾患，正是培土生金法的延伸和扩展。

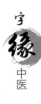
鼻病常用的内治法包括疏风散寒、疏风清热、芳香通窍、清热解毒、散瘀排脓、利水渗湿、温补阳气、滋阴降火、活血化瘀等，这些方法主要通过服用药物来改善症状，以达到治疗目的。常用的外治法主要有鼻部吹药法、嗅药法、滴药法、蒸气熏吸法、涂敷法及鼻内塞药等，这些方法主要是通过外在局部用药而达到治疗目的。鼻病外治法是中医学颇具特色的治疗方法，是鼻疗法在鼻科疾病的具体应用，鼻疗除能治疗鼻部疾病外，还能治疗身体其他各处的疾病。此外，尚有其他治疗鼻病的中医疗法，比如浴面法，即以特定的手法按摩面部特定的穴位，以达疏畅脉络、刺激血运的治疗目的。

鼻出血又称为鼻衄，是生活中最常见的症状，上火或受了外伤都会出现。发生鼻衄时不要慌张，把头向后仰，并且用一根手指压住出血的鼻腔，过四五分钟放开，出血一般就会止住，如果还不行，可以用冰水浸湿毛巾敷在额头上，并且用干净的棉花塞住鼻口，等血凝住就好。但是，如果出现无缘无故的反复鼻衄，就要引起注意，排除罹患白血病的可能。相信大家一定记得，无论是 20 世纪 80 年代曾风靡一时日剧《血疑》，还是本世纪的经典韩剧《蓝色生死恋》中的女主角，都因身患白血病而时常流鼻血。不过，流鼻血并不都是坏事，有些人患感冒发烧，在吃药后不出汗，而是流鼻血，流完之后反而感冒痊愈，中医称为"红汗"，是体质比较壮实的表现。可见，任何事物都有两面性，不能一概而论。

口

甲骨文的口字写作 ⊌，是象形字，象嘴之形。《说文解字》曰："口，人所以言食也。"这里指出了"口"的两个基本功能，即"发声"和"进食"。古诗有云"巴女骑牛唱竹枝""塞北梅花羌笛吹"，"口"既能吹又能唱，能给我们的生活带来娱乐和美。同时，"口"又是人身体的一部分，每个人只有一张"口"，故在日常用语使用中常常用"口"这个部分指代整体，出现了"口"作为量词的用法，如"几口人""一口钟"等。而古语中的"民之有口，犹土之山川也"则是认为口是民愿的发出通道，也就有了"防民之口，甚于防川"的说法。

"口"同时是语言和食物的通道，所以其语义中也有"事物相通的地方"之意，如中医切脉的部位中就有"寸口"。日常生活中，我们还常常会用"胃口"一词来形容食欲情况。事实上，中医学正是认为口与脾胃的关系非常密切。古人从长期的实践中总结出了口与脾胃的关系。中医认为，口是脾之外窍，脾胃的功能健康调和，则口食知味，唾液分泌正常。医书有载："脾气通于口，脾和则口能知五谷矣。"因此，如果有人胃口不好，吃东西有时觉得不知其味，其实是脾胃功能失调，中医往往会采用藿香、佩兰之类的芳香醒脾药物，来唤醒脾胃的功能。除此之外，脾胃开窍于口，"其华在唇"，我们可以通过病人口唇的颜色与光泽滋润度，来获知患者脾胃的讯息。

"口"常见的疾病有口疮、口苦和口臭。口疮就是在口腔内的唇、舌等部位出现圆形或椭圆形的溃烂点，西医称为口腔溃疡。现代社会竞争激烈，反复发作口腔溃疡的患者越来越多，特别是从事 IT、金融等行业的一些青年人。这也提示我们，口疮是一种虚火上浮的表现，表面上是火毒炽盛，实质上患者多少都有些阴亏，所以对口疮患者不能一味用寒凉药物攻伐。另外，口疮患者平时要注意口腔卫生，避免进食刺激性食物，戒除烟酒，避免过食辛辣肥甘厚味。更重要的是，要保持充足的睡眠和饮用大量的鲜榨橙汁。现代医学使我们了解到，新鲜橙汁里面含丰富的钾，而钾离子能够帮助我们体内的细胞重建。其实古代医学文献中对柑橘的药用价值早有记载，如元代忽思慧的《饮膳正要》中言："柑子味甘寒，去肠胃热，利小便，止渴。"显示了古人对柑橘作用于脾胃的认识，因为它能够"去肠胃热"，脾胃开窍于口，所以它对口疮有效。这也

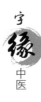
字缘
中医

是一个很好的例子，说明中医是从长期的实践中总结出来的，有旺盛的生命力，中医的许多问题也许还没法用现代科学来解释，因为我们现代的技术水平还无法延伸到那里，但绝不能因此就称中医不科学。

口苦，是自觉口里味道改变，这主要是由于脾胃有湿热的缘故。一些慢性疾病（如糖尿病）会导致口苦。很多脑力工作者，由于工作压力大，再加上饮食不当、作息不规律、运动少等原因，肠胃功能不调，很容易产生湿热，也会引起口苦。

口臭，在临床上一般可分为生理性和病理性两大类。生理性口臭主要是由于喝酒、吸烟或者说话太少等原因引起，还有可能是因吃了大蒜、韭菜等刺激性食物。生理性的口臭通过改善饮食等可自愈。病理性的口臭一般只要把原来的疾病治好，口臭就会消失。现代社会越来越重视沟通，不论哪种原因的口臭都会影响人们之间的交流，就像广告词描述的那样，"有口气就会有距离"。所以，平常生活中的自我保健很重要，除了及时刷牙，少吃刺激性食物、经常喝水果茶和保持大便通畅都有很好的作用。如果自己觉得嘴巴里有味道，赶紧咀嚼一口绿茶叶，可以齿颊留香一个小时。

《养生经》说"口为华池"，口中的唾液也有"华池之水"或"金津玉液""甘露""玉泉"等称谓。从这些称谓中，不难看出古代人们对唾液的珍视程度。古代流传有"白玉齿边有玉泉，涓涓育我度长年"的说法，即认为口中的唾液譬如山中之泉水，是人体的精华部分之一，能起到养生保健的作用。据《开元天宝遗事》中记载，唐朝杨贵妃当年有两个"雅癖"：一为凌晨游后苑观花，口吸花露；另一个则是"口含玉鱼咽津"，即纳玉制之鱼入口中，凉津沃肺，同时再吞咽此时产生的唾液，清润喉舌，滋养毛发，保持美丽姿容。事实上，现代医学也发现，唾液中含有除水分外的其他物质，如黏蛋白、淀粉酶、氨基酸、多种无机盐、溶菌酶、免疫球蛋白等。其中，溶菌酶和免疫球蛋白有杀菌、抗毒、抗癌的作用，这与传统医学所认为的津血可以滋养五脏六腑是相符的。《红炉点雪》中曾有"津既咽下，在心化血，在肝明目，在脾养神，在肺助气，在肾生津泽，自然百骸调畅，诸病不生"的记载，可谓是对"咽津"养生效果的最佳描述。咽津养生的方法其实并不神秘，就是在闲暇之时，闭目端坐片刻，再静心地用舌尖绕触口齿，或兼叩齿，待口内唾液积聚，鼓漱数遍后徐徐咽下，并用意念将之送达"丹田"（脐下三寸）。《西游记》第十九回"云栈洞悟空收八戒，浮屠山玄奘受心经"中说"周流肾水入华池，丹田补得温温热"，描述的就是这种养生方法。在精神放松、形意相合的情况下，吞咽源于肾精的唾液，不但能补养肾精，而且能安神调心，促进肾阴和心阳的相互交感，使人体阴阳相交，水火既济，从而益寿延年。

齿

齿，甲骨文写作🗚，金文写作🗚，象口齿之形。"齿"是最古老的汉字之一，远古的人没有很好的牙齿清洁工具，又缺乏正确的烹饪方式，茹毛饮血，牙齿往往磨损得很厉害。考古发现，那时候二十几岁的成人牙齿就完全坏掉了。新石器时代的古人最多患的牙病是龋齿和牙周炎，所以甲骨文里有很多关于齿病的记载。马王堆出土的中国古老的医药帛书《五十二病方》中就有治疗齿病的方子，到了宋代，还出现了专门治疗口腔疾病的口齿咽喉科。

齿病这么广泛，在古代就为医家所重视。中医学认为，齿为骨之余，意思是牙齿是人体骨骼的延续。因为在人体五脏与五体相配的五行学说里，与肾相配的就是骨——肾主骨，所以肾的机能与骨骼、牙齿关系密切。肾气充沛，则人体骨骼强健，牙齿坚固。相反，肾气不足、肾气衰微，人体的筋骨就会退化，牙齿也会枯槁、松动、脱落。

刘力红先生由"齿为骨之余"联想到骨刺也是骨骼的多余部分，借

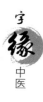

鉴《本草纲目》中白术汤能疗"齿过长长"，用白术煎汤熏洗治疗足跟骨刺，每日三次，每次20分钟，一个疗程就取得了明显的效果。（刘力红《思考中医》）。上海"蔡氏妇科"传人蔡小荪先生根据"肾主骨""齿为骨之余"等理论，采用大生地、麦冬、牡丹皮等滋补肾阴，清热养血，治疗月经前顽固齿衄（牙龈出血），疗效显著。基于"齿为骨之余"的理论，临床上还可以进行进一步探索与尝试。

"齿"是口腔的一道门户，与"目"一起成为脸上灿烂灵动的风景。从另外一层意义上讲，养生也要先养齿。牙齿是消化的前沿"卫士"。牙齿不好，咀嚼食物困难，就会增加胃肠道的负担，久而久之，容易患上慢性胃炎之类的疾病，影响生活质量。人的衰老很大程度上也表现在牙齿上，这与肾气的衰竭是相关的，我们形容一个人的老态，也常说"牙齿都掉光了"。

牙齿出毛病，除了器质上的问题，不良的生活习惯是最大的原因。比如睡觉时张嘴呼吸，口腔的压力改变，久而久之，牙齿就会变形，而且容易患上龋齿，这些在古代的典籍里已有记载，如《史记·扁鹊仓公列传》中汉代名医淳于意明确说"齐中大夫病龋齿……得之风，及卧开口，食而不漱"。又如常常吃很硬的坚果，喝碳酸饮料又不及时清洁牙齿，都是不好的习惯，对牙齿的损害很大。牙齿是人类初民的原始武器和工具，是生活质量的保证，我们需要爱护自己的牙齿，让它成为名副其实的"风景"。

目

目，甲骨文作 𓂀，金文作 𓂀。《说文解字》曰："目，人眼也。"其甲骨文字形无疑是典型的象形文，外框表示上眼帘、眼角和下眼帘，内框则表示瞳仁。甲骨文、金文中以"目"为基础的会意字数目不少，由此能窥见到人们当时对身体中这一器官的重视程度。比如 𢆉（民），上为目，下为十，表示见到主人低头凝视地面的布衣之人；又比如 𦣻（臣），描述的是一个恭顺的跪踞之人向上观看的眼睛。可见当时对眼睛、眼神的观察已经颇为细致，甚至将其作为刻画某一类人的基础特征来使用。《说文解字》中有专设的目部，除新附字外，共收录 113 个字，去除重文 8 个，还有 105 个字。这些字中既包括描述眼睛构造的字，又包括描述眼睛特点、眼神和眼部动作的字，同时还包括定义眼部疾病的字。

另外，"目""眉"更是在传统意义中有着更深的文化内涵，蕴含了中国朴素的审美观和伦理价值。比如《诗经·卫风·硕人》里有"螓首蛾眉，巧笑倩兮，美目盼兮"，描画出一幅聚焦于人物眼眉部的美人图像。文人们亦多将"目"称为"秋水""秋波"，是因为眼睛（多指女性）清澈明净如秋天的水一样。白居易在诗《筝》中写道："双眸剪秋水，十指剥春葱。"欧阳澈则在词《玉楼春》中云："个人风韵天然俏，入鬓秋波常似笑。"

除了审美，儒家在观察和判断一个人的品德时，也往往认为眼神是其品性的最好体现。孟子在《离娄上》中就提出了著名的论点："存乎人者，莫良于眸子。眸子不能掩其恶。胸中正，则眸子了焉；胸中不正，则眸子眊焉。听其言也，观其眸子，人焉廋哉？""眊"，《说文解字》释其"目少精也"，是眼睛没有精气的样子。古人认为，"五脏六腑之精气，皆上注于目而为精气"，目少精，则视物不清。故眼睛能反映出身体的生理状态，进而成为一个人精神气质的外在投射。由此，孟子认为一个人的"浩然正气"能从其眼眸中观察到，反之亦然。在中国传统文学作品中，对英雄人物的描写往往涵盖着这种"正义之气"。如《三国演义》第一回中描写刘备、张飞、关羽出场时的样貌，刘备为"生得七尺五寸，两耳垂肩，双手过膝，目能自顾其耳"，张飞是"身长八尺，豹头环眼，燕颔虎须"，关羽则是"面若重枣，唇若涂脂，丹凤眼，卧蚕眉"。对此三个重要人物的描述中，都刻意描画了他们的眼睛，体现出三个正面人物形象的非凡气质。而对于曹操这样的"一代枭雄"却仅用"身长七尺，细眼长髯"的平淡描写。

从中医学角度来讲，"目"是人体的"五窍"之一（五窍包括目、耳、鼻、舌、口），是我们观察外界、感知外界的重要介质。从《说文解字》中我们可以知道，古代人对眼睛构造、眼神的认知已经相当丰富了。人们保护眼睛，同时也积极应对眼部疾病，三千多年前的古人已经有关于眼疾治疗的记载。长沙马王堆汉墓出土的帛画里就有当时专门的眼科药物。唐代时，政府主办的医学教育机构"太医署"里专门开设了包括治疗目疾在内的五官科。

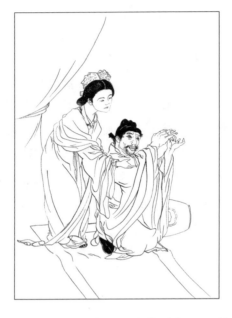

对于眼部的健康保健，中医认为饮食很重要。在中医理论中，辛辣食物对眼部有损害作用。《本草纲目》中就有"其辛能散气，热能助火，久食伤肺损目"的记载。清代名医王孟英也告诫："目疾者忌之（辛辣）。"而明代著名医家江瓘主编的《名医类案》中记载了一个著名案例，记述的是金元四大家之一的李东垣先生诊治因过食辛辣而致眼疾的患者。有一个中年人，非常喜欢吃猪肉煎饼，有一天晚上就着大蒜和醋吃了很多，又喝了很多酒，睡在暖炕上。第二天早上起来，发现自己什么也看不清了，瞳孔散大，没办法聚光。当时群医束手，"百治不效"。李东垣认为，经曰"五脏六腑之精气皆上注于目而为之精"，又云"筋骨气血之精而为脉，并为系，上属于脑"，瞳子（即瞳孔）因其是黑色，也系于阴，瞳子散大则应当归因于吃辛辣阳热的食物太过的缘故，这就如同《内经》所说"壮火食气"

的道理一样。所以他用大剂量的黄芩、黄连苦寒泄热，配伍生地黄、熟地黄和当归甘寒养血，最后取得了很好的疗效。

除了饮食习惯不当对视力有损害以外，不良的生活习惯也是视力的大敌。科学研究表明，人体70%的信息是由眼睛接收的。无论是对习惯于接受手机信息的"低头一族"，还是足不出户的"宅男""宅女"，或者是平日里无法离开电脑、电视生活的人们来说，当下的生活方式要求对眼睛给予更多的关注。目前来看，眼睛最大的问题是"近视"，据说，中国儿童70%以上都是近视眼，这个数字还有上升的趋势。导致近视的原因，中国古代养生专著里总结为"极目远视，夜读细书，长注一处"，意思是长时间极力看远方的某处，在晚上阅读书上的小字，眼睛长时间盯着一处等。现代青少年近视患者增多的原因在于不良的生活习惯和不正确的学习方式。很多儿童的持笔方式不对，如果握笔时拇指和食指接触，会大大影响视野，更容易导致近视。相对于古代的夜读细书，现代的孩子遇到的问题恰恰相反，他们往往暴露在过强的灯光下。研究表明，过强的照明与过暗的光线对眼睛的损坏一样严重。另外，如果儿童以看电视或打游戏为主要的娱乐方式，眼睛长久地停留在一处，对视力的损害也非常大。

总之，只有养成良好的饮食习惯和健康的生活方式，我们才有可能拥有一双善睐的明眸啊！

舌

舌，甲骨文写作 ，本意是"舌头"，构画的是从口中吐出的舌头的形象。《说文解字》中认为，"舌，在口，所以言也，别味也"，道出了舌在我们日常生活中的两个重要作用，即"说话"和"辨别滋味"。事实上，"言"的古字 （甲骨文）、 （金文）即是在 （舌）表征舌尖的位

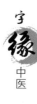

置加一短横 "一" 指事符号，提出舌头配合发出的动作即是 "语言"。

　　无可置疑，舌是人体中一个非常重要的器官，它是人类至关重要的 "发声" 功能的关键辅助器官。人通过舌头的不同形状变化，使不同气流作用于声带而发出各种不同的声音，于是就产生了语言和声乐。古代先民们在认识到这个事实后，将 "舌" 的含义扩展到了更为宽阔的义域。"舌" 除了其本意舌头外，还有能言善辩之意，如舌辩、舌灿莲花、唇枪舌剑等。无论是《三国演义》"舌战群儒" 中所讲述的诸葛亮凭借滔滔辩才说服东吴群儒达成 "吴蜀联盟" 以共同对抗曹操的故事，还是《拾遗记·后汉下》中记载的晋代王嘉倚仗口授经文诲人不倦而不靠半点劳作使粮谷满仓的 "舌耕" 典故，"舌" 都成为传统文化中 "口才好" 的一种象征。

　　除了对言语功能的褒扬之外，中国传统文化中也同时存在对 "语言" 的谨慎和克制。这在诸如 "长舌妇" "油嘴滑舌" "巧舌如簧" 等含 "舌" 的词语中都能得到体现。而更为深层的是，中国传统文化中或多或少地有 "言多必失" "祸从口出" 的防备心理。这一点，我们从历史的政治权术舞台上反映出的 "语言" 多是得失关键的诸多事件中可窥其一斑。白居易在描述唐代后期的官僚士大夫时曾有此言："臣伏见近代以来，时议者率以拱默保位者为明智，以柔顺安身者为贤能，以直言危行者为狂愚，以中立守道者为凝滞。故朝寡敢言之士，庭鲜执咎之臣。" 其中的 "默" 与 "直言" 成为与政治之 "位" 休戚相关的行为选择。而到了明清时期，"文字狱" 所带来的威慑力，更使得人们（尤其是文人们）小心翼翼地拿捏着言语与沉默的尺度与分寸。

　　除了 "发声" 外，舌在 "别味" 的功能上更能凸显出传统文化对人在感官欲求上的德性规范。孟子与告子关于 "食色，性也" 的辨言，传递出古人对于先天所赋予的自然天性所秉持的后天修养态度。孔子认为 "君子食无求饱，居于无安，敏于事而慎于言"（《论语·学而》），还说 "饭疏食，饮水，曲肱而枕之，乐亦在其中矣"（《论语·述而》）。而对于弟子颜回的"一箪食，一瓢饮，在陋巷，人不堪其忧，回也不改其乐"之"贤"的赞誉，也让我们从中领会到先人们在"饮食"功能中所注入的深刻的"节制"的德性文化追求。

　　"舌"在中国传统的医药文化中也成为传递"身体语言"的重要器官之一。传统医学认为，舌通过经络联系许多脏腑，这些脏腑精气上注于舌，使之灵活，故舌能言，能分辨味道。反之，脏腑的病变，也能从舌象上反映出来，因此有些医家也把"舌"称为人体健康的一面镜子。祖国医学讲究望闻问切，望诊最重要的就是望舌，医生可以通过望舌分析出身体的大致情况。望舌主要指观察舌象，舌象包括舌质和舌苔的外部形象。其中望舌质，指看舌色、舌形和齿痕。舌色指舌头的颜色，比如舌色淡白主寒证、虚证，舌色深红或鲜红主热证。舌形指舌的形态，如舌胖大淡白而润者，多见于脾虚痰湿或肾虚水饮内停，舌体胖大而边缘有齿痕者，多是脾虚和湿盛。中医舌诊中还有一个重要的内容就是看舌苔。中医认为，舌苔是胃气熏蒸而成。舌苔厚的人可能是患有消化系统和呼吸系统疾病；舌苔黄而厚，表明体内可能有湿热，或者有现代医学上的消化道和呼吸道炎症，如果咳嗽，还表明肺部可能有炎症；舌苔厚腻的人可能体内有寒湿；同时，阴虚患者及有慢性消耗性疾病的人，比如肿瘤、结核病患者，可能表现为没有舌苔。

　　除此之外，中医养生保健中还有"练舌抗衰老"的方法。如闭目静心，舌抵上腭，此时舌端会津液频生，满口后分三次咽下，直送下丹田，长久如此能使五脏邪火不炎，气血通畅。又如"赤龙弄海"之法，即用舌头在口内侧齿龈舔摩，自左至右，由上至下，然后再在牙龈外侧用舌如此摩九圈，可以固齿，健脾胃。还有"赤龙吐信"方法，它要求我们把口张大，舌尖向前尽量伸出，在舌头不能再伸长时，把舌缩回口中，这样一伸一缩，面部和舌随之一紧一张，可以利五脏而驻颜，并且可以缓解面部神经麻木。

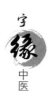

耳

耳，甲骨文写作 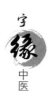，象人耳之形。作为人类收集外界信息的重要渠道之一，"耳"一直以来都受到人们的高度重视。关于耳的汉字也有不少，《说文解字》中专门设有耳部，里面收字共 32 个，其中重字 4 个，新附字 1 个。在这些字中，颇有几个是描述耳朵的特异形状的。如表示耳垂的"耴"，表示大耳垂的"耼"和表示耳连于颊的"耿"。

耳的主要功能在于听，古人常常认为能够收集到更多声音信息的人应该比旁人更加具有智慧，故传统文化中用"大耳"隐喻能人贤士特有的面相。《山海经》中就有大耳的记载，如《海外北经》有"聂耳之国，在无肠国东，使两文虎，为人两手聂其耳"，郭璞注之曰："言耳长，行则以手摄持之。"这里描述的是耳朵大到只有用手拿着才能行走的样子。最为人所熟知的"大耳"之人恐怕要数《三国演义》中的刘备了，玄德"生得七尺五寸，两耳垂肩，双手过膝，目能自顾其耳"，故吕布骂刘备时言："大耳儿最无信用。"除此之外，中国道家文化的开创者老子，名耳，字聃，也是个大耳之人。《艺文类聚》曾引《抱朴子》中"老子耳长七寸"之言。更有意思的是，汉字"圣"繁体作"聖"，也与"耳"有着密切的联系。《说文解字》中认为："聖，通也。从耳，呈声。"李圣定在《甲骨文字集释》中则解圣字为"像人上着大耳，从口，会意。圣之初谊为听觉官能之敏锐，故引申训'通'。"可见，圣乃是通，而其字形中的"耳"则是通过听觉的敏锐隐喻通晓天下而有智慧的人。除此之外，同样是形容智慧的"聪"字也与身体的闻听功能相关。《周易·夬卦》中言："闻言不信，聪不明也。"孔颖达疏："聪，听也。"可见听"聪"者，能"闻事而审其意"，故而"聪明"。

《说文解字》中亦不乏描述耳部疾病的字。如"聋""聤"二字，都是表示听觉功能的部分或完全丧失。在中医学理论中，耳是人体的重要器官，主司听觉。中医喻耳朵为"窗笼"。清代俞正燮《癸巳类稿·持素正篇》中言："本在窍阴之间，标在窗笼之前。窗笼者，耳也。"中医理论认为，五脏与人身的五窍相配，"肾开窍于耳"，耳为标，肾为本，两者相互关联。因此，临床上出现耳朵嗡嗡作响，声音听不太清楚，一侧或双侧听力减退，有时还伴随着腰酸和尿频，这都是肾虚的表现，可以给患者服用六味地黄丸、耳聋左慈丸等。前药从《伤寒论》的古方化裁而来，长期服用具有平补肾阴、延缓衰老的作用。由肾开窍于耳，古代医家还发现了通过观察耳部的改变诊察肾脏病变的方法，清代医家林之翰《四诊抉微》中就有："耳焦如炭色者，为肾败，肾败者，必死也。"

古人还特别重视耳的保健。《老子》有"五音令人耳聋"的说法，强调不要过分听靡靡之音。《左传》也载"烦手淫声，慆堙心耳，乃忘平和"。现代有一种金属乐，有科研报告称，听其一个小时，听力就会下降30%，也验证了古人的说法。耳的保健有很多方法，比如揉耳就有很好的健身作用，俗话说"要想全身少得病，勤揉耳朵与聆听"。中医学认为，耳是"宗脉之所聚"（《灵枢·口问》），因此经常按摩耳轮，可以预防疾病，延缓衰老。同时，要克服掏耳朵等坏习惯。老中医常说"耳不掏不聋"，虽然掏耳朵与耳聋没有直接关联，但频繁掏耳朵绝不是好习惯。通常，耳内的分泌物会自然脱落，尤其是老人，皮肤干燥易痒，自己掏耳朵往往比较用力，易引起耳道损伤、感染，甚至溃烂。另外，自己随意掏耳朵，如不注意还会伤及鼓膜，造成鼓膜穿孔，影响听力。如果耳朵分泌油性分泌物，容易形成胶状物而不易脱落，临床上称为"耵聍"。耵聍不清除会影响听力，最好去正规医院取出，如果不方便可以在耳朵里滴两滴麻油，过一会儿等它软化了，慢慢试探着掏出。

现代生活节奏很快，起居不时，亚健康人群日益增多，相应的养生保健需求也有所增加。贴耳穴成为一种时尚的方式，如贴耳穴减肥、贴耳穴治近视等。因为根据全息理论，耳朵就像一个倒置的婴儿，通过观

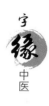

察、刺激相应区域，可以调节内在器官的功能状态。比如耳郭最外缘卷曲的部分称为"耳轮"，其深入耳腔横行的突起部分称为"耳轮脚"，这一区域及其周围对应人体的生殖器和膀胱，所以患者如果有夜尿频多等症状，可以在相应部位进行"贴耳豆"，配合穴位按摩进行治疗。又如耳垂的尖部对应人体的扁桃体，这一知识对新产妇很重要，因为母亲如果一边哺乳，一边习惯性地按摩孩子的耳垂，可以很好地防治咽喉炎症，从而避免相应感染的发生。

发

发，金文作 𤕩，繁体作"髮"。《说文解字》："髮，根也，从髟，犮声"。段玉裁注："发，头上毛也。""髟"是长毛，"犮"是声符。

古人对头发非常爱护，《孝经》里有"身体发肤受之父母，不敢毁伤，孝之始也"的描述。割去别人的头发就是一种刑罚，称为"髡"，这种刑罚周代已有，到东汉时是仅次于杀头的重罪。《三国志》中记载曹操曾犯了错，很自责，就把自己的头发割下一绺，意即受了重刑，算是对自己的处罚。

古人从孩童开始就要留发，故儿童时期叫总角，意思是把头发束成两结，形状像角。《诗经·齐风·蒲田》中"婉兮娈兮，总角丱兮"，描画的就是儿童还没有成年，很可爱的样子。等到男子长到二十岁就要行"冠礼"，是成年的标志，所以古代也用"弱冠"代指青年男子。女子长到十五岁就要把头发盘起来行"笄礼"，意思是到了婚配的年龄，因此后来也把女孩到十五岁称为"及笄"。儒家认为，成年后束发是合礼数的表现，而披头散发简直就是蛮夷了。

同时，古时"结发"还有两层含义：一是指男子二十岁初行冠礼，因此当时也习惯用"结发"形容初成年。如《史记·李将军列传》："且臣结发而与匈奴战，今乃一得当单于，臣愿居前，先死单于。"清朝田兰芳《叙袁仲方甲子秋冬诗》："余与足下结发交，其于余也，如影之随形，妍媸不能遁也。"二是指秦汉之后，在古代"六礼"（一纳采、二问名、三纳吉、四纳征、五请期、六迎亲）基础上所增加的新婚仪式，新婚夫妻同坐于床，男左女右，取他们的头发结在一起，又称为"合髻"，用头发的"密密缠绕"寓意着长久不分离。

又因为头发的数量很多，好像数也数不完，所以佛家称之为"烦恼丝"，李白有诗云："白发三千丈，缘愁似个长。"因此，古人又认为，剪去头发，可以消除烦恼。佛家有"剃度"的规定，认为剃去须发，六根清净，才能安心修行。

不同的朝代，对头发有不同的规定，清代满族入关后，实行"辫发"，当时统治者甚至发出"留头不留发，留发不留头"的命令。但是总的说来，人们还是非常爱护自己的头发的。这方面有文化的动因，也有爱美的需要。人们认为乌黑发亮的头发是最美的，《内经》中有"肾主骨"，"其华在发"的说法，发质好被认为是肾气充沛的表现。相反，如果"须发早白"则认为是过度操劳、早衰，需要吃药治疗。

从古至今，人们发明各种方法来保护头发。早在三千多年前的殷商时期，贵族就用"淅米泔汁"洗发。西汉张骞出使西域，带回的核桃等物，被宫女用来护发。据说唐代女皇武则天用少女唾液润发，至暮年头发仍黑如墨漆。清代宫廷用玫瑰花、麝香、苏合香油等熬制成香油护发，慈禧太后年逾古稀而青丝不落。《名医类案》也记载，有位姓姚的学正，八十多岁，头发乌黑，身体健康，精神矍铄，据说是因为从三十岁后，每天坚持服用六味地黄丸加生脉散，从未间断。

另外，大家可能不知道，人的头发本身就是一味良药，把一丛乌黑的头发煅烧成灰，称为"血余"，又称"血余炭"，具有利小便、疗小儿惊痫、止血等诸多功效。这也体现出中医学"天人相应"的思想。人从大自然来，人一身肌肤、毛发、脏腑、官窍都与天地相应。反之，人身

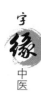

之物如发，如唾，如血，如胞（子宫），如便，皆可入药。内外相应，刚柔相济，阴阳平衡，是为协调。

皮

皮，金文作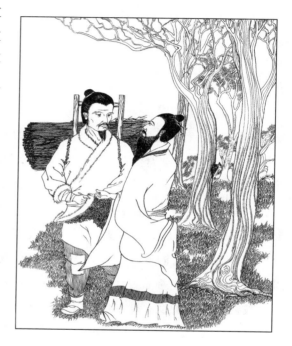，篆文作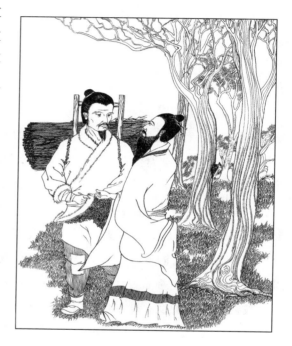。《说文解字》对皮的解释是"皮，剥取兽革者谓之皮"，即以手剥取兽皮，所以"皮"的最初含义为动词，表"剥取"这一动作，但亦可用作名词，表皮革。在上古汉语中，"皮"仅表示动物的皮，而"肤"则是指人的皮肤，两者含义并不互通。直到西汉以后，"皮"的义域才开始扩大，表示动物和其他物品的外表。《史记·扁鹊仓公列传》中更是直接将"皮"用于指代人的皮肤，此后的中医学经典《金匮要略》《伤寒论》中也使用了大量的"皮"来描述人体的皮肤。到了东汉后期，"皮肤"作为复音词使用频率渐高，而且更多的是代替之前"肤"字之义，指的是人的皮肤。当然，这与东汉时期词汇中复音词的快速发展也有一定的关系。

"皮"除了与"肤"连用之外，常用的还有"皮毛"一词。"皮之不存，毛将焉附"，就恰当地表达了"皮"与"毛"的连带关系。根据《新序·杂事》记载，战国时魏国的国君魏文侯有一天在山道上遇到一个樵夫，这个人背着一大捆柴。魏文侯打量了他一会儿，看见他身上穿着一件羊皮袄，毛朝里，皮朝外。魏文侯觉得很奇怪，便问他："你为什么要反穿皮袄呢？"那人回答说："我很爱惜这件皮衣，我怕把毛露在外面搞坏了，特别是背东西时，我怕毛被磨掉了。"魏文侯听了，很认真地对那人说："你知道吗？其实皮板更重要，如果皮板磨破了，毛就没有依附的地方了，那你想舍皮保毛不是一个错误的想法吗？"还有一种说法，认为这个成语出自《左传·僖公十四年》，喻指秦晋之争。不论怎样，这个成语的含义都是强调"皮"是根本，"毛"是表象。

很多动植物的皮都可入药，植物类的如生姜皮、木槿皮、大腹皮、陈皮、五加皮、白鲜皮，动物类的如刺猬皮、蛇皮（即蛇蜕）等。《伤寒论》里有一个名方"猪肤汤"，就是用猪皮熬制而成。现代许多白领常常觉得喉咙干涩，不妨尝试用新鲜的猪皮熬汤，微盐淡饮，可治疗因为长期处于空调房而导致的慢性咽喉炎。而由驴皮熬制的"阿胶"更是家喻户晓的名药，它已经有两千多年的药用历史了。现存最早的药学专著《神农本草经》中就记载："阿胶，味甘，平。主心腹，内崩，劳极，洒洒如疟状，腰腹痛，四肢酸疼，女子下血，安胎。久服轻身益气。"梁代名士陶弘景在《名医别录》中也认为："（阿胶）微温，无毒。主丈夫小腹痛，虚劳羸瘦，阴气不足，脚酸不能久立，养肝气。"总之，阿胶具有补血止血，滋阴润燥的功效。现在，许多妇女都喜冬天食用阿胶，取其补血悦色的功效。

传统中医认为，中药往往有"以形治形""同气相求"的作用，动植物的皮入药一般可以治疗相应的皮肤疾病，如蛇蜕是治疗皮炎、湿疹的常用药，又如名方五皮饮就是由生姜皮、桑白皮、陈橘皮、大腹皮、茯苓皮五种药物组成，是治疗全身浮肿的代表方。又如，刺猬皮入药治疗胃痛泛酸，也取其治疗脏腑表皮的意义。不仅如此，临床上应用

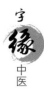

很多植物的根皮往往能出奇制胜。清代医家魏之琇《续名医类案·卷二十四·转胞》记载：明朝有一位贵妇人，患大小便秘结，有医生给她服巴豆丸，结果大便泄泻，小便更加不通，这个患者难过欲死，当时的名医孙一奎用榆树的东行根皮煮水合韭菜汁给她服用，结果很快治愈了她的疾病。榆树的根皮长于行气利水，韭菜汁专擅温阳行气，二药合用，当然收到很好的效果。

肉

肉，甲骨文写作 $\mathcal{D}$ 或 $\mathcal{A}$ ，象肉块之形；金字作 $\mathcal{A}$ ，较甲骨文多加了一笔；小篆作 $\mathcal{R}$ 。《说文解字》将"肉"释为胾肉，本指鸟兽的肉，以区别人肉之"肌"，后来人体诸字以"肉"为偏旁，均为假借，而肌、肉亦常连用。肌肉是人体重要的器官，和骨骼构成了人的形体，而主宰人形体的是精神或者说灵魂，没有了这种精神，这个人就是"行尸走肉"。

肉的概念在人类的物质生活和精神文化生活中都占据了重要的地位。从前文可以看到，小篆"肉"和"月"的写法极其相近，因此，作为偏旁使用时均写作"月"，称之为"肉月旁"，比如我们常见的肝、脾、肺、肾、脏、腑等字均有"肉月旁"，表示其与肉相关。再比如成语"脍炙人口"中，脍指切细的肉。古人所吃的鱼脍，就是切成片的鱼肉，也就是生鱼片。炙，将肉放在火上，指烤熟的肉。脍和炙都是人们爱吃的食物。因此，脍炙人口的意思就是指美味人人爱吃，进而用来比喻好的诗文受到人们的称赞和传诵。

从古至今，人类几乎吃遍了所有种类动物的肉。早在茹毛茹血的远古时代，人们即以食用动物的肉为生，但那时均为生肉。随着烹饪技术的发展，肉食早已成为人类饮食中的重要组成部分，也流传了许多关于吃肉的小故事。曾有中国古代皇帝得知百姓无粮食用时，很纳闷地说：

"难道他们不会吃肉吗？"这是一个讥讽封建皇帝昏庸的笑谈，但从另一方面反映了肉食在饮食中的地位。在《论语·述而》中有"子在齐闻韶，三月不知肉味"的记载，提到因为韶乐优美，伟大的教育家孔子流连其中，被音乐深深感染打动，连续三个月连吃肉都没觉得有什么味道。更有宋代文人苏轼在《於潜僧绿筠轩》一诗中提到："宁可食无肉，不可居无竹。无肉令人瘦，无竹令人俗。"通过这些典故，我们可以推测，在古代，肉是广受欢迎的美食，而古代圣贤将美食与音乐、美德进行比较，砥砺志向，更见文人的风骨。

中国古代文学中还有一则以"肉"字指代动物从而躲避杀身之祸的趣闻。三国时期，曹丕欲加害其弟曹植，让曹植以一幅画为题作诗。那画上画着两只牛斗于土墙之下，一牛坠井而亡。曹丕要求所作诗中不许出现"二牛斗墙下，一牛坠井死"的字样，若不能作出诗来则杀之。曹植当即赋诗曰："两肉齐道行，头上带凹骨。相遇块山下，旪起相搪突。二敌不俱刚，一肉卧土窟。非是力不如，盛气不泄毕。"曹丕及众臣皆大惊而曹植的杀身之祸也得以豁免。

中医学认为，人形体中的筋、脉、肉、皮、骨分别隶属于肝、心、脾、肺、肾五脏，其中肉由脾胃所主。《素问》中说："脾主身之肌肉。"这就是说，全身的肌肉都需要依靠脾胃的正常功能才能发达丰满，臻于健壮。

《内经》中提出"五畜为益"的养生方法，即通过使用五畜（牛、犬、羊、猪、鸡）的肉来进行补益，强壮身体。"五畜为益"，即指动物肉类具有补益强身的功效。这五种肉类在当今社会中也是经常使用的佳品。其中，牛肉性味甘平，功能补脾胃、益气血、强筋骨，可以治虚损羸瘦、消渴、脾弱不运、痞积、水肿、腰膝酸软。《医林纂要》也云："牛肉味甘，专补脾土，脾胃者，后天气血之本，补此则无不补矣。"牛肉能提高机体抗病能力，对生长发育及手术后、病后调养的人在补充失血、修复组织等方面有重要作用。羊肉性味甘温，功能益气补虚、温中暖下。

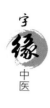

金元医家李东垣说："羊肉，甘热，能补血之虚，有形之物也，能补有形肌肉之气。凡味与羊肉同者，皆可以补之，故曰补可以去弱，人参、羊肉之属是也。人参补气，羊肉补形也。"正常人入冬后常食些羊肉，有助于增强体质，抗御外邪。猪肉味甘咸，性平，功能滋阴润燥，治伤津、消渴赢瘦、燥咳、便秘，是我国人民餐桌上不可或缺的美味佳肴。鸡肉味甘性温，功能温中益气、补精添髓。生病或妇女生产之后，鸡汤是不可缺少的调补佳品。虽然狗肉已经不是餐桌上常见的肉品，但在北方和部分少数民族地区，狗肉仍然是特色菜肴。狗肉味咸性温，功能补中益气、温肾助阳。食用狗肉可以增强人的体魄，提高消化能力，促进血液循环，改善性功能。

正是由于肉类的补益作用，中医理论中提出了"血肉有情之品"之语，即指人与动物等的血与肉之类的有情感之物。这些有情之品可以补助人的精、气、神三宝，填补人体之下元，达到调整阴阳、补益冲任之目的。所谓有情无情，是孙思邈在《千金翼方》中首先提出的，相对于草木等无情之品而言，血肉有情之品的补益作用更为突出。中医理论认为，"精气夺则虚"，叶天士有云："血肉有情，栽培身内精血。"因此，凡见素体虚弱、疾病后期及多种慢性病过程中的正气不足，机体气、血、津液和经络脏腑等生理功能减弱，抗病能力低下，表现出虚弱、不足、衰退、久疾难愈，可用血肉有情之品扶助正气，增强体质，提高机体抗病能力，起到药物补益及食物营养的作用，所谓"虚则补之""损者益之""精不足者补之以味，形不足者温之以气"。在古代典籍中，《内经》中的四乌鲗骨—藘茹丸为现存较早的血肉有情之品药的使用记载，仲景的当归生姜羊肉汤、黄连阿胶鸡子黄汤进一步体现了血肉有情之品在温扶养形、滋肾添精方面的独到功能。值得注意的是，血肉有情之品虽具有补气、补血、补阴、补阳的作用，但因其味厚腻滞，易伤脾胃，所以在使用的过程中仍要以适度适量为宜。

除了肉类，中药中也将许多植物纤维丰富的药物以"肉"字命名，这些药物大多为植物的果肉或肉质茎，均具有肉的丰满肥厚的特点，如龙眼肉、肉果、肉苁蓉、胡桃肉等。与肉类作用相类，这些药物也同样具备健运脾胃、充养肌肉的作用。

孕

孕是象形文字，甲骨文作 🔯 ，像人身大腹便便，腹中有子的形象。小篆写作 🔯 ，人身的形象简化，胎儿的形象进一步突出。现在通用的"孕"字，就是小篆进一步简化的结果。《说文解字》曰："孕，裹子也。"孕的本义是怀胎。《庄子·天运》言"孕妇十月生子"，《后汉书》云"见鸟兽孕乳"。这里的"孕"都是怀胎的意思。后来，孕由"腹裹子"自然引申为孕育、包含的意思，如《文心雕龙》的"拙辞或孕于巧义"就是这个含义。

就道家与儒家的学术思想来说，"孕"是天地交感，阴阳调和的产物。《老子》曰："万物负阴而抱阳。"《内经》说："阴阳者，万物之能始也。"《周易》更是认为阴阳在"易"，哲学的原型，就是男女交媾而孕育生命的事实。《说卦传》将八卦视为父母（乾坤）生育了三男三女（震、坎、艮，巽、离、兑）。郭沫若则认为《系辞传》对乾坤进行了生殖器官交合前后的描写："夫乾，其静也专（抟），其动也直，是以大生焉；夫坤，其静也翕（合），其动也辟（开），是以广生焉。"他还认为生命存在成为宇宙的本体，有"孕"才有"生"，有"和"才有"孕"。世间的万事万物都是"和"的产物，阴阳调和，人才有子，是谓"孕"。

孕——繁殖后代，是远古生民生生不息的力量源泉。子孙蕃茂，才意味着部族的兴旺。许多出土的先古陶器都是大腹女性或男性生殖器造型，证明远古先民充满了对生育的神圣崇拜。殷墟出土的甲骨卜辞中，关于生育的文字和内容特别多。因为接生手段很原始，难产往往威胁妇

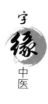

女和孩子的生命，所以古代人们对生育问题很关心，凡怀孕都要占卜吉凶。如"乙亥卜，师贞：王曰有孕，力否？扶曰：力"（《佚》584），意思是，乙亥日占卜，师问：王说有孕，能顺利生产吗？扶说：顺利。与此相反，难产不仅是灾难，而且可能会影响母亲对孩子的感情，《左传·隐公元年》载："庄公寤生，惊姜氏，遂恶之。"母亲姜氏对这个难产的孩子也讨厌极了。

随着时间的推移和医学水平的提高，人们认识到怀孕就像瓜熟蒂落一样自然，妇女也逐渐消除对怀孕的恐惧，如清代产科专著《达生编》就写道："生也者，天地自然之理，如目视而耳听，手持而足行，至平至易，不待勉强，无难者也。……故草木之甲以时，鸟壳之出以日，岂复有导之哉？自然而不待勉强，于人何独不然？"强调妇人怀胎就要像草木萌芽、雏鸟出壳那样极其平常，应平心静养，顺其自然，不要过于紧张。

同时，中医在安胎方面也积累了丰富的临床经验。《罗太无口授三法》记载，胎动下血腹痛，往往是因为孕妇发怒、负重或者有内热导致的，以顾护胎儿为首要。因为生气伤胎的，用四物汤加煨木香方；因为负重伤胎的，可以给服阿胶鲤鱼汤；如果是患者有内热，就用四物加黄芩白术汤。几种情况都可治愈。中医对于孕妇饮食、生活起居也有明确规定，如《妇人大全良方》就明确提出，孕妇须忌口，怀胎头三月忌食腥膻、糯米、蟹及兔肉等，同时孕妇绝对要忌房事。这些方药和饮食、起居禁忌，对今天的孕妇仍然有指导意义。

现代生活无论环境还是饮食都较古代有了很大的变化，而不孕不育成为困扰很多夫妻的头等大事。在医学中，婚后同居一年以上，若男子生殖功能正常，没有采取避孕措施而女子不受孕的，称为原发性不孕，《备急千金要方》称"全不产"。如果曾经生育或流产，无避孕而又一年以上不再受孕者，称继发性不孕，《备急千金要方》称"断绪"。不孕的原因很多，古人曾有所谓"五不女"，即螺、纹、鼓、角、脉，前四者均为先天性的生理缺陷而导致无生育能力，脉则指月经不调，难以孕育。在中医理论中，六淫七情之邪，或久病伤及脏腑，或子宫虚寒，或气血失调，伤及冲任，或脾胃虚损，不能营养冲任，均可导致不孕。冲任二脉损伤，是妇产科疾病最重要的发病机理。冲任二脉均属于经脉中的奇经八脉。冲脉为十二经脉之海，气血汇聚之所，又称"血海"，掌管女子月经及孕育功能。任脉调理阴经气血，为"阴脉之海"。冲任之精血充盛，才能使胞宫有行经、胎孕的生理功能，冲任受损则使子宫受损，导致不孕。

《女科正宗·广嗣总论》说："男精壮而女经调，有子之道也。"男子的精子活动力好，数量充足，不稀不稠，酸碱适度，女子月经期、量、色、质正常，气血充足，无明显的腰腹疼痛等疾病，则可以受孕。因此，要受孕不仅要女子冲任气血调和，男子的生殖条件也非常重要。现代社会环境污染严重，空气质量差，尤其是城市中，工作强度大，重复性强，电脑和智能手机的广泛普及等，都影响着男子的生活方式。很多男性寄情于烟酒，沉溺于网络，暴饮暴食，昼夜颠倒，生活没有节制，长期不运动，这些都导致其精子质量下降，而影响到女子的受孕。

因此，若要如《内经》中所云"阴搏阳别，谓之有子"，达到阴阳调和而育的目的，就要从日常生活入手。夫妻都要节律饮食，保证睡眠，减少烟酒的摄入，少用手机、电脑，增加运动，让身体气血充盛，身体康健，实现优生优育。

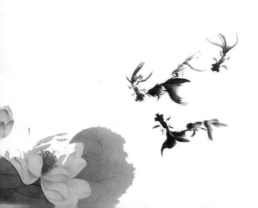

第三单元

天地之化

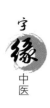

风

风，是自然界的信使，世间的万物都离不开风。风者，八风是也，成语有"八面来风"。风是气体的流动，是天地之间的变幻，是植物交配的媒介。宇宙洪荒，风是最伟大的造物。风，甲骨文写作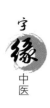，如"凤"鸟的模样，说明古人"凤""风"通用。《说文解字》中古文作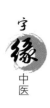，《说文解字》载："风，八风也。东方曰明庶风，东南曰清明风，南方曰景风，西南曰凉风，西方曰阊阖风，西北曰不周风，北方曰广莫风，东北曰融风。风动虫生，故虫八日而化。从虫，凡声。"可见，古人认为风在自然界起到变更节气的作用，风生则虫动，万物复苏。又因为春天草木复苏，大地觉醒，故把"风"作为春天的主气。在五行理论中，把四季与五行相配，其中与春季相配的是"木"，又因为肝主木，所以有肝为风木之说。

风既然是天地之气，就会不断变化、消长，而且不只在春季，其他季节也会有"风"，当"风"变化非常强烈，甚至超过这个季节本身的主气时，就会致病，这时的"风"就成为致病的因素，称为风邪。风从八方来，方向、强弱变化不定。中医学认为，风性主动，《素问·阴阳应象大论》说"风胜则动"，所以凡是具有动摇不定的特征的病证都认为与"风"有关，比如眩晕、振颤、抽搐、角弓反张等症状都属风证。后来还认为，不仅自然界有"风"，人体内也存在"风"，这就是肝风。既然肝为风木，当肝阴不足时，肝阳就会化风，肝风内动是很危险的，轻者头晕目眩，重则昏仆不省人事，这就是我们通常说的"中风"。

所以"风"证也是中医临床较多见的病证，许多疾病也都有"风"的特征，因此有"风为百病之长"的说法。许多疾病都用相关的名称加上"风"来命名，比如以动物形态命名的有鹤膝风、鹅掌风，与农业相关命名的有草鞋风，以症状命名的有雷头风、摇头风，以部位命名的有正头风、偏头风、阴囊风等，以特征命名的有厉风、瘫风等，以颜色命名的有赤游风、白癜风等，多种多样。但是，万变不离其宗，这些疾病都与风邪致病有关。

《冷庐医话》记载，清代名医崔默庵有一次治疗一个新婚的少年，头面突然浮肿，眼睛肿得都睁不开。默庵仔细诊查，从脉象、饮食、大小便各方面都没有发现端倪，百思不得其解。因为路途遥远，他就在病床前吃起饭来，少年费力把眼睛睁开看着，默庵就问："想吃饭吗？"病人回答说："很想吃啊，但是前面几位医生都不准吃饭。"默庵就说："这个病为什么要禁食呢？"他立刻让人给他拿饭吃，少年吃得很开心。默庵看着，心里更奇怪，不明白病因在哪。他思考许久，忽然发现房间里的家具都是新的，油漆的味道非常大，忽然醒悟，立刻把病人换到另外没有新家具的房间，用生螃蟹捣碎敷在病人的脸上身上，过一两天，病人就完全康复了。这个病证就是中医古代文献所称的风瘖瘟，亦即西医的荨麻疹。这里的"风"并非自然界具体之风，而是一种"气"，这个案例里就是"漆气"，因为其病情符合风邪致病的"起病迅速，变化多端"的特点，所以把这类病证也称为"风"。现在中医学还习惯把病人身上迅速生成的一个个肿块称为"风疹团"。

寒

寒，金文写作𡨄，小篆写作𡨄，《说文解字》解释得很形象："冻也。从人在宀下，以茻薦覆之，下有仌。"所以，"寒"是个会意字，表示人蜷曲在室内，以草避寒，说明天气很冷。

唐朝边塞诗人岑参的诗《白雪歌送武判官归京》中描写道："将军角弓不得控，都护铁衣冷难着。瀚海阑干百丈冰，愁云惨淡万里凝。……

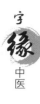
纷纷暮雪下辕门，风掣红旗冻不翻。"雪来了，将军的兽角弓坚硬得拉不开，铁铠甲冻得没有办法穿，大漠里纵横交错着百丈坚冰，暗淡的阴云凝结在万里长天。……黄昏时分，大雪纷纷扬扬落下辕门，冻住的红旗连狂风也吹不展，让人感到了彻骨的寒意。

中医学认为，寒主收引，主痛。内寒是指非外感而得，而是来于自身，因脏腑组织功能活动减退，导致肢体失于温煦的一种表现。外寒顾名思义，就是由外感而得，如天冷而穿着单薄，受了风寒。受了外寒，寒邪束于肌表，腠理闭塞，卫气不能宣发，病人就会发热、恶寒、无汗；寒邪遏阻经络，病患则头身疼痛。

正确的养生原则是寒头暖足。长沙马王堆出土的帛书《脉法》云："圣人寒头暖足，治病者取有余而益不足也。"中医经典著作《内经》也说，从人体十二经脉和三百六十五络脉的循行走向表明，精神气血，特别是阳气均上走于头面，故头面阳气最充足，也最能耐寒。唐代名医孙思邈指出："人头边勿安火炉，日久引火气，头重目赤。"现代中医临证上也遵循头部宜寒不宜热的原则。

与"头为诸阳之会"相反，足部则为阴气重地。《内经》载："阴并于下，则足寒。"民间亦有"寒从脚上起"之说。《备急千金要方》说："每年农历八月一日后，即微火暖足。"因下肢最易受寒邪入侵，故应注意足的保暖。俗话说，"若要身体安，三里常不干"，经常针灸或按摩足三里和涌泉穴有良好的保健作用，使脾肾得以健运，以驱寒防病。

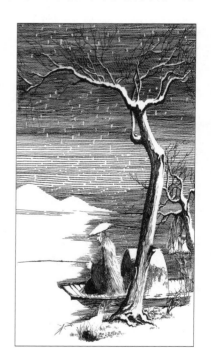

现实生活中，根据"寒头"原则，冬天坚持用冷水洗脸，既可增强抗寒能

力，又能有效预防感冒。不少人一年四季始终用冷水洗脸，有人甚至先深吸气后将头面部浸入水中，如此反复多次，持之以恒，常年不感冒。

根据人体的供暖需求，理想的室内温度应当是中医所提倡的"寒头暖足"。现代医学也证明，脚部毛细血管较少，血液循环不如身体其他部位，尤其当脚下温度低时，人的全身都会感到寒冷，长期如此，血压也会相应升高，还会导致其他疾病。因此，辐射热散是最好的采暖方式，室内温度均匀，室温由下而上逐渐递减，给人以脚暖头凉的良好感觉，不造成污浊空气的对流，室内也十分洁净，从而形成真正符合人体散热要求的热环境，改善血液循环，促进新陈代谢，对心血管疾病有益，对老年人和儿童尤为适用，对关节炎、老寒腿的病人更有一定的防治功效。

暑

"暑"，小篆写作，本意是炎热，指炎热的夏季。《说文解字》曰："暑，热也。"《周易·系辞上》云："日月运行，一寒一暑。"《内经》对夏季这样描述，"夏三月，此谓蕃莠，天地气交，万物华实"，意思是天阳下济，地热上蒸，天地之气上下交合。夏季是阳气最盛的季节，生机旺盛，植物开花结果，万物繁荣秀丽。夏季时，人体阳气外发，伏阴在内，气血运行旺盛，并且活跃于机体表面。

"蓬头稚子学垂纶，侧坐莓苔草映身。路人借问遥招手，怕得鱼惊不应人。"在炎热的夏季，乡村的池塘边，香樟垂柳的树荫下，有儿童在垂钓。树上的知了在不知疲倦地鸣唱，小孩子闹中取静，快乐的心情溢于言表。这是把自己关在空调房里的现代人无法获得的夏天的乐趣。在池塘边，微风让人感到清凉，与草木亲近让人感到自然的变化，好像自然在和人对话。

"暑"在中医里是六气之一。中医认为，"暑易伤气"，"暑易伤心"。

在盛夏暑日，精神养生非常重要，神气充足则人体的机能旺盛而协调，神气涣散则人体的一切机能遭到破坏。《内经》主张夏季"养阳"，保护体内的阳气，贪凉则容易伤害体内的阳气。夏季万物处在蓬勃生长时期，天地之气交合，人体内阳气旺盛。夏季的精神调摄，应合自然界"生长"的规律，主动调节情志，保持恬静愉快心境，神清气和，"无厌于日"，使体内阳气得以宣泄。中医认为，夏属火，与心相应。所以在赤日炎炎的夏季，要重视心神的调养，要神清气和，胸怀宽阔，精神饱满，对外界事物要有浓厚兴趣，培养乐观外向的性格，以利于气机的通泄。晋代文学家、养生家嵇康说："夏季炎热，更宜调息静心，常如冰雪在心。"这里指出了"心静自然凉"的夏季养生法。正如高骈在《山亭夏日》诗中描述的宁静和喜乐心情，"绿树阴浓夏日长，楼台倒影入池塘。水晶帘动微风起，满架蔷薇一院香"，要以欣赏的心态看万物的勃勃生机。夏季我们还可以外出旅行、垂钓、游泳，消夏避暑等，以调摄情志。

中医谓中暑为"伤暑"，有阴阳之分。"动而得之者为阳暑"，是在烈日下或在高温、通风不良、湿度较高的环境下长时间劳作所引发的，而"阴暑"是因过于避热贪凉引起，即所谓"静而得之者为阴暑"。由于暑热湿盛，人体毛孔开张，腠理疏松，睡眠、午休和纳凉之时，若过于避热趋凉，如夜间露宿室外，或运动劳作后立即用冷水浇头冲身，或立即快速饮进大量冷开水或冰镇饮料，或睡眠时被电扇强风对吹，均可导致风、寒、湿邪侵袭机体而引发"阴暑"。伤阴暑会出现身热头痛、无汗恶寒、关节酸痛、腹痛腹泻等症。特别是老人、儿童、孕产妇、体弱及患有宿疾者，尤应加强防护，不可过于避热贪凉，避免寒湿侵袭而致"阴暑"。

中暑患者，大多是因为太阳长时间暴晒引起的，但也有一些人经常在空调环境中工作、生活，耐热能力有所下降，一旦碰到高温环境就容易出现恶心、头晕甚至呕吐等中暑症状。故夏季饮食上要多饮水，常喝稀饭、淡茶、菜汤、豆浆、果汁等；每天吃梨、西瓜、香蕉、山竹等凉性水果；常吃些清热、生津、养阴的食物，如萝卜、茅根、荸荠、西红柿、豆腐、菱角、莲藕、蜂蜜，以及新鲜蔬菜、瘦精肉、木耳、老鸭、百合、紫菜、莲子、芡实、核桃、乌梅、芝麻等；不吃或少吃辛辣、燥热、油腻的食物，少饮酒。还要劳逸结合，保持充足的睡眠。

预防中暑，民间的食疗验方较多。例如，可以将西瓜切开取瓤，番茄去皮，用洁净纱布挤压，取瓜汁和番茄汁液，尽量饮用。将绿豆煮烂，用勺在锅中碾碎如泥，再以文火煮至无汤，加红糖调味即成，食之清暑解毒，治小儿暑热生疮疖，夏季炎热时，小儿常食有解暑清热、除烦解渴之功用。

重症中暑可以用刮痧治疗，刮痧是据中医十二经脉及奇经八脉理论，遵循"急则治其标"的原则，运用手法强刺激经络，使局部皮肤发红充血，从而起到醒神救厥、解毒祛邪、清热解表、行气止痛、健脾和胃的效用。刮痧板由水牛角制成，形状为长方形，边缘钝圆。背部刮痧取俯卧位，肩部取正坐位，以刮拭后会出现青紫色出血点为度。

轻微的中暑症状，可自己取内关穴（手臂内侧，腕横纹上两指处），用另一只手拇指由轻至重在该穴位上掐压，缓慢点按穴位，反复进行三五分钟，使局部产生酸胀感。此法可以很好地缓解中暑症状，大家在炎热的夏季不妨一试。

湿

汉代《述行赋》中写道："穷变巧于台榭兮，民露处而寝湿。"湿在古代是指地低潮湿的意思。湿，甲骨文写作 𤍐，从水，仿佛地上铺着稻草，被水浸湿的样子。《庄子·让王》有"上漏下湿，匡坐而弦"的句子，描述百姓房屋漏雨，地面潮湿的艰苦境地。

湿，其偏旁为"氵"，无疑与水有着密切关系。不论地面潮湿，还是

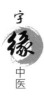

天气阴湿，都给人以黏腻、不干的感觉。因为水是寒性的，湿在本质上也属阴。《素问·天元纪大论》曰："寒暑燥湿风火，天之阴阳也……"这里提到的"寒""湿"等是大自然存在的气候因素，相对其他几种气候，风、湿几乎任何季节都会存在。

通常情况下，湿不会明显影响人的身体健康，顶多会让人觉得不舒服、不方便，好像上海五六月份的黄梅天气，每天细雨绵绵，东西都会受潮、发霉，房间里也弥漫着一种淡淡的味道，所以北方人很不喜欢这样的天气。不过因为体质不同，有些人可能更容易感觉到湿的气候变化，特别是脾胃虚弱的人。如前面提到的黄梅天到来时，很多胃肠弱的人就会消化不良，容易拉肚子，这时即使没有明显的身体不适，对着镜子观察舌苔也可以看到舌苔很腻。

明代医家赵献可把"湿"分为四种：雨雾露，是在天之湿；泥水，是在地之湿；酒水乳酪，是饮食之湿；汗出沾衣，是汗液之湿。他还特别提到，不同的湿，导致的疾病也完全不同。古代医家认为，"胃为水谷之海"，饮食之湿，先伤脾胃。举个例子，喝过多的水或者酒，都会引起呕吐，就是胃没法容纳这么多饮食的一种自我保护。吃了不洁净的食物，人也会上吐下泻，也是肠胃不适的表现。而且外界的湿和饮食之湿会互相影响，如果环境比较潮湿，更要减轻胃肠的负担。

为什么感受湿邪，人的舌苔会很腻呢？因为舌苔是胃气熏蒸而成的，所以湿伤脾胃就会在舌苔上反映出来，而湿的特性是黏腻不爽，所以舌苔看起来也很腻。这一点也是中医整体观的体现，即任何一点小的现象，都会揭示大的问题，古人说"一叶落而知秋"，就是这个道理。

湿困脾胃的临床表现除了舌苔腻，更多的是消化不良，严重的患者还会出现小便不利，可以用燥湿健脾的药物藿香、佩兰、苍术等进行治疗，食疗方赤小豆鲫鱼汤也有很好的保健作用，中医认为，赤小豆性平，味甘、酸，具有清热解毒的作用，古代药书《药性论》说它能"治水肿皮肌胀满"，"通气，健脾胃"，用于小便不利、水肿黄疸等证。鲫鱼甘鲜美味，有健脾、补虚的功效，《本草拾遗》记载鲫鱼"主虚羸，熟食之"，《日华子本草》说它能"温中下气，补不足"，《滇南本草》认为它有"和五脏，通血脉"的功用。做赤小豆鲫鱼汤的时候先将三两赤小豆浸半小时左右，和鲫鱼一起放入瓦煲里加清水煲煎，加入少许的调料，以口味清淡为可，喝汤吃肉，在黄梅天吃效果很不错。现在，写字楼里多是中央空调，在夏天时人为创造了一个寒湿的环境，很多白领工作一天下来觉得头昏、肩痛，胃口也不好，回家做赤小豆鲫鱼汤吃，既吸收了蛋白质，又保健了脾胃，还补充了水分，一举三得，很值得一试。

燥

燥，小篆写作 燥。《说文解字》中解释该字为"干也"，《玉篇》则有"干，燥也"。在古代文献中，干和燥常常互训，用以表示没有或缺少水分的状态。而《周易·乾卦·文言》对"燥"的解释是"水流湿，火就燥"，孔颖达疏为"此二者以形象相感。水流于地，先就湿处；火焚其薪，先就其燥"，故而，燥"从火"（《说文解字》）。可见，燥之"干""从火"的字义中蕴涵着古代人们对水与火、干与湿的早期认知。而成书于西汉初年的《淮南子》则将"燥"运用到了气候现象的描述上，如"燥湿寒暑以节至，甘雨膏露以时降"，并将燥进行了明确的分类，"甲子气燥浊，丙子气燥阳，戊子气湿浊，庚子气燥寒，壬子气清寒"。

中医理论也引入了古人们这些关于燥的认识。《内经》中就对燥与人体生命现象的关联做了系统、清晰的理论论述。中医学"燥"的理论是建立在对自然界的"四时"与"六气"的基础认知上的。"四时"为春、夏、秋、冬四季。"四时"理论认为，因为秋季中天地之阴气回落大地，气候凉爽，阴气为敛，促使草木生机收敛，则万物成熟、结果。阴气渐盛，阳气渐衰便是这一时令的主要特征。但就同属于"阴"的秋冬两个

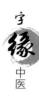

季节而言，秋又是阴气始生渐盛之令，故为阴中之阳。此时，人体的生理活动也随着秋季开始收敛肃降，腠理开始闭塞，皮肤毛孔开始收敛紧缩。"六气"是指不同季节中出现的风、寒、暑、湿、燥、火六种气候特点。每年自"立秋"节气之后，不但空气温度开始下降，大地间产生的水量也开始减少，湿度和雨量都明显较夏季有所降低。因此，秋季天高气爽，万里无云。而自"寒露"节气之后，秋风渐起，空气也越来越干燥。所以中医理论认为，"燥"是秋季的主气。

在日常生活中，我们常常会在秋天感觉鼻腔比较干燥，甚至还可能有血丝带出，喉咙也频频出现干痒干咳的现象，有时有少量的黏液痰，却总是咳不爽，而嘴唇也容易干裂。中医认为这些都是"秋燥"的表现，主要是因为时令之"燥"引起上呼吸道黏膜和皮肤表面的水分蒸发流失所造成的。

"秋燥"为时令之气，一般而言是不会致病的，但如果燥气太过，或"非其时而有其气"，则燥气容易变成燥邪，便会侵害身体，导致疾病。燥邪伤及皮毛，则出现发热恶寒、头痛等表证，侵及上窍则有口鼻咽喉干燥之征。燥邪最易伤肺，可引起"秋燥咳嗽证"，分"凉燥"和"温燥"两种。凉燥的临床表现为恶寒，无汗，头微痛，咳嗽痰稀，口不甚渴，鼻咽干燥，舌白而干，脉弦涩。温燥的主要临床表现为发热，微恶风寒，头痛，少汗，口渴，口鼻唇咽干燥，干咳少痰，心烦，舌干苔黄，脉浮数。

防治"秋燥"，养阴益气是关键。此时，应少食辛辣食物，如葱、姜、辣椒、胡椒，防止辛温助热，加重肺热症状。从中医五行生克来讲，肺属金，肝属木，金旺能克木，使肝木受损。因此，应适当吃点酸味食物，因"酸入肝"，可以强盛肝木，防止肺气太过，对肝造成损伤。酸味食物可以收敛肝气，有保护肝脏的作用，但也不能过量，因为许多酸味食物如醋、酸梅等，其酸味能刺激胃，导致胃溃疡、胃炎等病。秋季阴气渐盛，气温下降，脾胃阳气不足，再吃多了阴寒性质的水果、蔬菜，自然是雪上加霜，导致阳气不振而腹痛、腹泻。五行生克关系中，脾土受伤，土不生金，则肺金受伤，不利于秋季健康。因此，秋季不要吃太寒凉的事物，以保护胃肠，保护肺脏。适度饮水是秋季润燥、防燥不可少的保养措施。饮水不可少，方法也要得当，以少量频饮为佳，不宜暴饮。一次大量饮水会给胃肠增加负担，引起不适，只有少量慢饮、"润物细无声"，才能对口、鼻、咽、喉、食管乃至气管起到滋润的作用。除此之外，益气养阴还应多吃山药、百合、银耳、猪蹄、莲子、藕、梨、枸杞等食物。

青

青，春天嫩芽的颜色。金文写作 ，好像嫩芽破土而生。《尔雅·释器》释为："青谓之葱。"葱是葱绿的意思。《释名·释采帛》曰："青，生也。象物生时色也。"这里的"青"指的是青草和未成熟作物所特有的嫩绿色。青由"物生时色"引申为"青绿色"，如《古诗十九首》之二中有"青青河畔草，郁郁园中柳"的句子，"青青"与"郁郁"相对，都形容草木的绿色。

在中国传统文化中，"青"有着非常丰富的内涵。在中国的北方地区，"青"常指黑色，如青布、青线、青衣等。其中，"青衣"在先秦时还特指帝王、后妃的春服。《礼记·月令》曰："（孟春之月）天子居青阳……驾仓龙，载青旂，衣青衣，服仓玉。"郑玄注："皆所以顺时气也。"汉以后，青衣多是下人、奴仆所穿，于是又用青衣代指地位低下之人，如《古今小说·李公子救蛇获称心》："（李元）正观玩间，忽见一青衣小童，进前作揖。"另外还有"青眼"一词，原是指黑色的眼珠在眼眶中间，正眼看人的意思，所以古时人们用"青眼看人""青眼有加"来表示对别人的喜爱或尊重。相传魏晋时"竹林七贤"的代表人物阮籍惯会

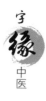

做"青白眼"视人,《晋书·阮籍传》载:"籍又能为青白眼。见礼俗之士,以白眼对之。常言:礼岂为我设焉?"古时的竹简亦用"青"来表示,如"青简""青史"等,后来"青史"又引申指史书,如"永垂青史"。东汉至唐时期,有用青布搭成帐篷的习俗,称为"青庐",用作举行婚礼的地方,如《玉台新咏·古诗为焦仲卿妻作》:"其日牛马嘶,新妇入青庐。"著名的《荀子·劝学》篇云:"青,取之于蓝而青于蓝;冰,水为之而寒于水。"文中的"青",是指靛青,即靛蓝,一种很深的蓝色;而这里的"蓝"是指一种草,可用于制作靛蓝等染料。现在江浙一带还可以看到蓝布的染坊,一匹匹染好的蓝花布在风中自在摇曳,充满传统的中国味道。我们再回到前文,荀子在这里强调,青从蓝草中提炼出来,但颜色比蓝草更深,冰是水凝结而成,但却比水更冷。用青与蓝、冰与水的关系来比喻学生如果能用功研究学问,坚持不懈地努力,就可以做出比老师更大的成就。

"青"有着这样丰富的内涵,也成为古人最初认识自然的主色之一。古人把自然界的万事万物分为青、赤、黄、白、黑五色,五色分主东南中西北五个方向,"青"在方位上主东方。《说文解字》曰:"青,东方色也。"古人用取象比类的方法,因木色青,故五色中的"青"与五行中的"木"相配,《内经》载:"东方生风,风生木,木生酸,酸生肝……神在天为风,在地为木,在体为筋,在脏为肝,在色为苍。"这里的"苍"就是青黑色。由这段文字可以知道,古人认为青与肝、木的关系非常密切,把"青"称为肝色。

中医讲究"望闻问切",望诊多采用五色诊法,观察病人的颜面主色。正常的肤色应该是红黄隐隐,明润含蓄,面部可以兼见其他颜色,但应该都是润泽的颜色。比如有人天生比较黑,但正常的脸色应该是像黑缎子一样有光泽,如果黑得像煤烟色就是不健康的表现。患者原本的肤色称为"主色",因为生病而出现了某种颜色称为"客色",五色诊法就是观察患者面部出现的客色来判断疾病的性质。客色中,青色主寒、主痛。如果病人看起来面色发暗、发青，特别是鼻根部青黑，往往是受寒、疼痛的表现。妇女痛经的时候，往往面色青暗、手指冰冷，严重的时候甚至会昏厥过去。"青色"还可见于瘀血的患者，显而易见的肢体部位的血瘀，我们俗称"乌青块"。不容易发现的是内脏的瘀血，女性患者因为妇科疾病而体内有瘀血，或者男性受外伤后体内有瘀血，这时病人除了有疼痛的表现，其舌头上往往有青瘀的斑点，这是诊断的要点。还有一种情况就是缺氧，这类病人大多呼吸困难、嘴唇发青，如高原反应就会出现这种情况，吸氧气可以迅速缓解。

现代营养学家提出五色食疗的概念，认为药食的颜色与五脏的主色相对应，对脏腑有相应的补益作用。青为肝色，青色的食物对肝就有相应的补益作用，比如青豆、青笋、青菜等，同样，赤色对心，白色对肺，黑色对肾，黄色对脾也有相应的补益作用。中医讲究以和为贵，健康就要五脏调和，所以在饮食上就要五味、五色调和。我们在生活中，"菜篮子"里应该是各色都有，菜蔬颜色不要过分单一，这样我们的菜肴才能色彩缤纷，不一定山珍海味，却吃得健康有滋有味。

赤

"霜清枫叶照溪赤，风起寒鸦半天黑。"这里的"赤"就是红色，以红对黑，意境很美。

赤，是会意字，古代写作🔥，下面是"火"型，小篆写作𤈷，拆开来就是"大火"。《说文解字》曰："赤，南方色也。从大，从火。"徐锴《说文解字系传》云："南方之星，其中一者最赤，名大火。"成语"七月流火"指的就是这颗星星。"赤"既然是指南方的"大火星"，因为该星的颜色最赤，所以"赤"又指赤色，就是红色。又因为此星在南方，所以赤是南方的主色，象征着光和热。

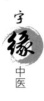
字缘
中医

中国文字源远流长，"赤"作为红色在当代运用较少，多出现在书面语中，而红色在日常生活中运用较多。这是因为颜色在古代社会中颇有讲究。在最早的殷商甲骨文中，单纯表示颜色的词语只有四个，即幽（黑）、白、赤、黄。后来因五行发展而来的五色也只有青、赤、黄、白、黑，儒家礼仪将这五种颜色定为正色。在唐以前，赤为红色的统称，运用较多，而唐以后，由于"品色服制度"的出现，大臣们的服装颜色要体现尊卑关键，因此，赤色作为正色，主要表现高贵和庄严，在日常生活中运用不多，而红色作为五间色之一大量开始使用，渐渐代替了赤色。这也与唐朝开始纺织业的发展有着密切的联系。

与"赤"意义相近的还有"朱"，也常用来表示红色。比如代表中国古代四象的四大神兽之一"朱雀"，其羽色即为赤色，是南方的火鸟。《梦溪笔谈》中描述其"鸟谓朱者，羽族赤而翔上，集必附木，此火之象也"。再如"朱砂"，又叫"赤丹"，大红色，有金刚光泽至金属光泽，属三方晶系。我国利用朱砂做颜料已有悠久的历史，"涂朱甲骨"指的就是把朱砂磨成红色粉末，涂嵌在甲骨文的刻痕中以示醒目，这种做法距今已有几千年的历史了。后世为了适应绘画及圈点批文等需要，特制朱砂墨，专门用来绘画和批注，在目前出土的绘画作品中，很多画作颜色鲜红，保存完好，就与朱砂的应用有关。而皇帝经常用朱砂墨批阅奏折，就是"朱批"一词的由来。

在生命体中，光和热意味着能量和动力，而在人体中能够提供能量和动力的脏器就是"心"。中医的心与西医的心脏不同，但功能上有一点相通。中医之心也主血脉，推动血液的运行，起到"能量阀"的作用。所以，赤色被认为是心色。在《素问·阴阳应象大论》中有"南方生热，热生火，火生苦，苦生心，心生血，血生脾，心主舌。其在天为热，在地为火，在体为脉，在脏为心，在色为赤"的记载，在《素问·风论》中也有"其色赤"，唐代王冰注："赤，心色也。"这些都说明，赤色与心、血的关系非常密切。

赤色是红色，红色再深一些就是紫色，根据"同色相求"理论，中医认为红色、紫色的食物都有补心的作用，都是入血分的，比如红糖、红枣、赤小豆、猪血等。同样的，补血的药物也是赤色，比如阿胶、当归、酸枣仁等。血液停滞在某处就成为瘀血，人体有瘀血就会生病，如停滞在体表就是乌青块，停滞在腹腔就是"癥块"，这时就要用活血化瘀的药物，这类药物多是红色、紫色的，比如丹参、当归尾、五灵脂、紫草根、茜草等。

大自然是很奇妙的，动物、植物、矿物和人类存在同一性，相同颜色、相同形状的食物、药物可能都对人体相应的部位有补益作用。举个简单的例子，猪心是红色的，符合赤色入心，又根据"以脏养脏"的原理，心是补心的，所以猪心对人的心脏肯定有很好的补益作用，其他的牛心、羊心、鸡心也一样。大家在生活中吃的普通食物就对身体有很好的补益作用，我们常说的"药食同源"就是这个道理。有时人们会特别想吃某种颜色、某种味道的食物，可能就是因为身体缺乏这方面的营养。因此，大家以后的菜篮子里各种颜色的蔬菜都得买些，尤其别忘了"红色"。

黄

黄，小篆写作黄，《说文解字》曰："黄，地之色也。从田从茨（guāng）。茨，古文光。"古人认为，黄为大地的颜色，而且古以五色配五行五方，土色黄，居中，故以黄为中央正色。《周易》曰："夫玄黄者，天地之襟也，天玄而地黄。"《论衡》曰："黄为土色，位在中央。"《礼记》中说："黄者中也。"黄作为"光""中央""土（地）"的颜色，象征正统、光明、尊崇、高贵等。

在中国的语言中，有关"黄"的说法非常广泛：作为黄河的简称，如"治黄""黄泛区"等；作为黄帝的略称，如"黄老之说""炎黄子孙"

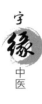

等；指幼儿，如"黄口孺子"等；还可指老人，如"黄耄""黄眉"等；另外，还可以指草木的枯萎凋零，如"枯黄""黄落"等。

在中国传统文化中，黄的含义极为丰富。

先民以农耕为主，以土地为主要的生产对象，因此对其赖以生存的土地有着深厚的感情，土地成为他们崇拜的对象。土地的尊贵首先就在于它是万物之母，孕育万物，而土地的颜色又是黄色，因此我国上古神话有女娲抟黄土造人的传说。《太平御览》引《风俗通》说："俗说天地开辟，未有人民，女娲抟黄土作人……"

《礼记》说："黄者中也。"先民们以黄为中、以黄为尊的思维模式逐渐形成，之后这种思想又与儒家的大一统思想揉合，认为以汉族为主体的统一王朝是一个处于"中央土"的帝国，有别于周边的"四夷"，这样"黄色"通过"土"就与正统、尊崇联系起来。黄色象征着君权神授，神圣不可侵犯。明代王夫之《读通鉴论》说："开皇元年，隋主服黄，定黄为上服之尊，建为永制。"自隋文帝开始穿黄袍以后，黄色成为君主独享的御用颜色。后世赵匡胤"陈桥兵变，黄袍加身"，推翻后周政权建立宋朝，《宋史·太祖本纪》云："诸校露刃列于庭曰：诸军无主，愿策太尉为天子。未及对，有以黄衣加太祖身，众皆罗拜呼万岁。"元代曾明令言"庶人不得服赭黄"（《元史·舆服志》）。官员及平民均不得使用黄色，违者、服用者、织造者均以欺君罪论处。

另外，中国的道教也敬黄色，服黄色，这其实和道教对土地的崇拜是分不开的。其认为土是"人之真母""万物之母"，土德最厚，所以道教尚黄也就可以理解了。佛教亦视黄色为神圣之色。走进佛殿，首先映入眼帘的便是殿中悬挂的金幢，僧人一般身着黄色僧袍，佛像大多为金色，建筑及其他装饰多用黄色，器皿多"鎏金"。究其根源，佛与黄色之间本身就存在特殊关系，如《佛教文化辞典》记载，释迦牟尼"身金色"，《华严经》刻画善现比丘说"身紫金色，金轮庄严"等。同时，佛教在向中国传播的过程中也受到了中国传统五色审美中"以黄为贵"的影响，使黄色高贵、庄严的象征意义更加深入人心。

而在中医学中，五色配五行五方五脏，白色入肺属西方，红色入心属南方，青色入肝属东方，黑色入肾属北方，黄色入脾属中央。按照五行学说，黄色在"五行"中为土，土治中央，联系到人体，黄色的脏腑归属为脾胃。中医学认为，脾胃为后天之本，气血生化之源。人出生后，所有的生命活动都有赖于后天脾胃摄入的营养物质。因此，脾胃健运，脏腑之气才能和顺协调。

正因为脾胃居中土，与其他脏腑关系密切，所以脾胃有病很容易影响其他脏腑，《慎斋遗书》有言："脾胃一伤，四脏皆无生气。"脾的运化水谷精微功能旺盛，则机体的消化吸收功能才能健全，才能为化生精、气、血、津液提供足够的原料，才能使脏腑、经络、四肢、百骸，以及肌肉、皮毛等组织得到充分的营养。反之，若脾运化水谷精微功能减退，则机体的消化吸收机能亦因此而失常。《内经》谈到"有胃气则生，无胃气则死"，金元四大家之一李东垣的著作《脾胃论》的核心即是"脾胃内伤，百病由生"，二者有异曲同工之妙，都十分强调胃气的作用。李东垣将内科疾病系统地分为外感和内伤两大类，而且认为内伤疾病以脾胃内伤最为常见。因为脾胃属土居中，与其他四脏关系密切，不论哪脏受邪或劳损内伤，都会伤及脾胃。同时，各脏器的疾病也都可以通过脾胃来调和濡养，协调解决。因此日常调养身体，对于先天不足者，可以通过调养后天脾胃补足，还可以达到延年益寿的目的。

白

白，甲骨文写作 ☉，为象形文字，象日光上下射之形。从"白"的字多与光亮、白色有关。《说文解字》说："西方色也。会用事。物色白。从入合二。二，会数。凡白之属皆从白。"《周礼·冬官考工记》曰："书

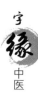

绘之事，西方谓之白。"可见以五色配五行五方，白为西方之色。

"白"除了用指白色之外，还有多重含义：指明亮，如"白昼""白日做梦"等；指清楚明白，如"明白""不白之冤"等；指纯洁，如"一生清白"等；还有用来指没有付出代价的，如"白吃白喝"等。而在京剧脸谱中，白脸则常用来指心狠狡诈的人、丑角。

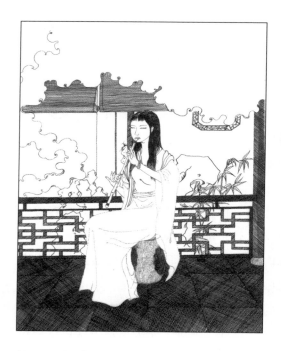

在中国传统文化中，一方面，白色作为正色之一有很高的地位，如宫廷的雕栏、华表及荣华之家的牌坊都是白色的。商朝把白色作为五色之首，可见白色是尊贵的象征，而且白色作为君子之色，也象征着品行的高洁。道家对于白色极为重视，由于道家主张淡泊无为的思想，所以在色彩上追求"无色而五色成焉"，在艺术上追求无色之美，这亦是道家尊尚自然，反对雕琢，返璞归真的体现。在《淮南子》中有关于白色的论述："色者，白立而五色成矣。"这里的白是"无色""无形"的意思。道家认为一切事物的生成变化都是有和无的统一，无色是本原，是最根本的，五色与白（无）相生、相和。这种思想对后世园林建筑亦产生了深远的影响。江南园林墙壁的颜色一般均为白色，白墙、黑瓦与绿树、碧水、翠竹、蓝天，构成了一幅高雅、明亮、幽静的画面，使人在这样的环境中感到心情愉悦、恬静自适，达到"澹然无极而众美从之"（《庄子·刻意》）的境界。

另一方面，白色与红色相对时，基本是一个贬义词，如京剧中的

"白脸"常表示奸雄。"白"还被用来指没有官位或没有文化，如刘禹锡《陋室铭》中的说"谈笑有鸿儒，往来无白丁"等。

按照中医五行学说，五脏与自然界四时阴阳相通应，白色在五脏应肺，肺主秋，与秋气相互通应。时令至秋，暑去凉生，草木皆凋。人体肺脏主清肃下行，为阳中之阴，同气相求，故与秋气相应。时至秋日，人体气血运行也随着"秋收"之气而收藏内敛，逐渐向"冬藏"过渡。故从养生角度而言，人气亦当顺应秋气而渐收。如《内经》云："秋三月……使志安宁，以缓秋刑；收敛神气，使秋气平；无外其志，使肺气清。此秋气之应，养收之道也。"秋季应注意不可过分发散肺气，而应顺其敛降之性。

秋季雨水较少，天气干爽，多清凉干燥，而肺为清虚之脏，喜润恶燥，故秋季之燥极易伤肺。燥邪伤肺，容易导致身体的津液不足，出现诸如津亏液少的"干燥症"，比如皮肤干燥，口鼻干燥，多有咳嗽等。所以秋季养生贵在养阴防燥。

秋季阴气渐长，阳气渐收，故保养体内阴气至关重要，而养阴的关键也在于防燥。这一原则应具体贯彻到生活的各个方面，可以适当以饮食调理。选食一些能够润肺清燥、养阴生津的食物，比如梨、甘蔗、荸荠、百合、银耳等，以滋养肺津，润养肺气；或是食用一些酸性食物，如苹果、山楂、柠檬、橘子、猕猴桃等，以收敛肺气，酸甘化阴；同时注意少吃辛辣食物，如葱、姜等，以避免辛燥伤肺；另外，也可以适当服用一些有滋润作用的中草药，如西洋参、沙参、芡实、玉竹、天冬、麦冬、百合等。

黑

黑，本义是火熏的颜色，金文写作 🔥 或 🔥，下面是"炎"字，上面是表示"窗"形的"⊕"。"窗"不是窗户的窗，而是读作 cōng，是古代

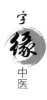

的烟囱，又称为"灶突"。"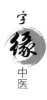"中加了四个"、"，意思是被火熏变色了。"黑"的小篆写作 霥，是"炎"上一个"⬜⬜"（也读作 cōng）。《说文解字》曰："黑，火所熏之色也，从炎上出⬜⬜。"⬜⬜是"窗"的古文，实际上是 ⬜ 的简化。古时候烧火做饭，烟从烟囱排出，久而久之烟囱被熏黑了，所以"黑"就表示烟熏的颜色。现在农村还有人家保留着用柴火烧饭的习惯。烟囱每隔几年要清理灰烬，这种灰烬的颜色是墨黑色的，可以直接拿来写字画画。

段玉裁认为，《说文解字》中的"黑"之解释有脱误，应该还有"北方色也"四字，其依据是"四字各本无。依青赤白三部下云东方色、南方色、西方色，黄下亦云地之色，则当有此四字明矣，今补"。

在古代，黑与青、赤、黄、白合称"五色"，并与"五行"相联系，分别对应北、东、南、中、西五个方向。相传，北方的主神是一种由龟和蛇组合成的灵物——玄武。玄武的本意是"玄冥"的意思，因为武、冥的古音是相通的。玄，是黑的意思；冥，就是阴的意思。玄冥起初是殷商时对"龟卜"的定义：龟背是黑色的，龟卜就是请龟到冥间去问祖先，将答案带回来，以卜兆的形式显示给世人。因此，最早的玄武就是指乌龟，后来扩大指龟和蛇。古人最初认为冥间在北方，殷商的甲骨占卜即"其卜必北向"，所以玄武成了北方之神。又因为黑色是北方的主色，所以玄武的颜色就是黑色。《山海经》中记载："北海之内，有山，名曰幽都之山，黑水出焉。其上有玄鸟、玄蛇、玄狐蓬尾。"北方、黑色、水、玄在古代"五行"知识构架下的属性都是同一的。

"黑"与五行理论在中医药理论中也有重要体现。在《内经》中，已经明确五色、五脏、五方、五味与五行的关系，其中"北方生寒，寒生水，水生咸，咸生肾，肾生骨髓……其在天为寒，在地为水，在体为骨……其用为藏，其色为黑"等说法，说明黑色与肾、骨的关系非常密切。因为黑色与肾的关系非常密切，黑色又称为"肾色"，所以黑色的食物和药物都是入肾的。许多黑色的食物，比如黑芝麻、黑豆、黑米、黑桑椹等，常吃都有补肾的作用。现代人根据"黑色入肾"的理论，陆续创立了许多健康食品，比较著名的如"黑五类"，是用黑芝麻、黑米、黑枣、黑大豆、黑木耳等混合制成，可以做粥和饮料，真是"黑"到家了。

很多中药也是黑色的，前面提到的"龟背"就是重要的补肾药。现在常用的龟甲就是乌龟的腹甲和背甲，其性味咸寒，根据"咸生肾"的理论，咸味对肾有补益作用，故龟甲可益肾健骨，用于治疗肾亏阳痿、阴虚动风、女性崩漏等证，临床上疗效很好。

还有大家熟知的六味地黄丸，这是一个著名的补肾方子，由宋朝医家钱乙从《金匮要略》中的肾气丸中减去桂枝、附子两味药而成。因为方中含熟地、山药、山萸肉、泽泻、茯苓、丹皮六味药，主药是熟地黄，故称为"六味地黄丸"。熟地就是用生地加黄酒拌炒至黑润而成，在所有色黑入肾的药物中，熟地堪称是第一要药。历代医家在六味地黄丸的基础上又加减创立了知柏地黄丸、杞菊地黄丸、都气丸等名方，这些方剂的主药都是熟地。《本草纲目》说熟地"填骨髓，生精血"，是补肾的要药。明代医家张景岳以善用熟地著称，他著的《景岳全书》中载了很多用熟地的方子，故世人称他为"张熟地"。

另外，中医也经常根据黑色与肾的密切关系来诊察疾病。如果病人脸色黧黑，通常患有肾病，因为肾主水液代谢，故病人会有水肿之类的表现，现代临床则多见于肾病综合征、慢性肾炎、尿毒症患者。治疗上也从肾论治，采用补肾健脾、利水消肿的方法，多选用生地、熟地、怀牛膝等黑色入肾的药物。其实，真正说来，黑色在五色中的地位最高，因为中医认为肾是先天之本，肾精是生命不息的源泉，所以黑色对生命的意义非常大，借用诗人顾城的话：黑夜给了我黑色的眼睛，我却用它来寻找光明。

第四单元

病里乾坤

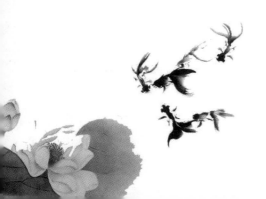

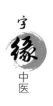

疾

　　疾，甲骨文写作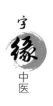，金文写作𤕫。1965年，山西侯马晋国遗址出土了记录春秋末期世卿赵鞅同卿大夫间举行盟誓的约信文书，称为"侯马盟书"。侯马盟书中将"疾"写作𤕫，即将甲骨文中表示人的𠆢换成了表示病床的𤕫，篆文中"疾"的字形也与侯马盟书之形类同，为𤕫。从甲骨文字形来看，"疾"描述的是人腋下中了箭矢的状态，而侯马盟书和篆文之字形则丰富了甲骨文的粗略描述，增加𤕫用以刻画生病时倚靠在病榻上的样子。

　　从字形分析可知，"疾"最早应是指人中箭受伤的意思。段玉裁在《说文解字注》中言："矢能伤人，矢之去甚速，故从矢会意。"明确小篆的"疾"为会意字，从疒从矢。而《说文解字》中也专门设有疒部，该部以疾、痛、病三字为首，收录了102个和疾病有关的汉字。需要指出的是，古代的"疾""病"两个字分别表示的是身体患病的不同程度。"病"为"疾加也"，即病情加重。段玉裁一语中的："析言之则病为疾加，浑言之则疾亦病也。"如果要严格区分，"疾"是小病，"病"意为重病；笼统而言，疾即是病。《韩非子·喻老》篇载："扁鹊曰：君有疾在腠理，不治将恐深。桓侯曰：寡人无疾。扁鹊出，桓侯曰：医之好治不病以为功。居十日，扁鹊复见，曰：君之病在肌肤，不治将益深。桓侯不应。扁鹊出，桓侯又不悦。居十日，扁鹊复见，曰：君之病在肠胃，不治将益深。"这里反映出疾病的发展过程，从"疾"发展为"病"，病位也从"腠理"到"肌肤"，再到"肠胃"，而且这里的时间"十日"不是确数，是病程经过一段时间的意思。另外，"病"如不与"疾"连用，有时可以仅指生病，如《庄子·庚桑楚》载："里人有病，里人问之，病者能言其病，然其病病者犹未病也。"这里除最后一个"病"字表病重外，其他都是单纯指生病或者患病的人。

　　应该说，人类从远古时期就从来没有停止过对自己身体进行探索和认知的尝试。尤其是疾病和死亡，因为与人类的繁衍息息相关，所以激发着人们的好奇心与探索精神。对早期初民而言，身体上的病痛究竟是怎样产生的，又如何治疗，都显得很神秘，所以古代"医（毉）"字也从"巫"。通过《说文解字》中收录的这102个与疾病有关的汉字，基本可了解当时医疗体系对疾病的认知水平。这些汉字中，有些是根据疾病的病变部位而确立的：如"疕""疡"二字，段注"身疡曰疡，以别于头疡曰疕"；又如"痔"字，《说文解字》训为"后病也"。有的是描述疾病的成因的，如"痹"字，《说文解字》载"湿病也"，段注引《素问》曰："岐伯曰：风寒湿三气杂至，合而为痹。"还有的是反映疾病症状的：如"疥"字，《说文解字》曰"搔也"，段注说得妙，"疥急于搔，因谓之搔"；又如"疟"字，《说文解字》载"寒热休作"，段注"谓寒与热一休一作相代也"。还有的反映字义的迁移，如"痂"字，《说文解字》载"疥也"，段注补充曰"按：痂本谓疥，后人乃谓疮所蜕鳞为痂，此古义今义之不同也。盖疮鳞可曰介，介与痂双声之故耳"。另外，这102个汉字中反映的疾病部位包含头部、口部、颈部、腹部、皮肤及足部，涉及全身各部位。而且已出现妇、儿、神经等疾病的分科，如专指妇女病的"瘕"字，专指小儿病的"瘖"等。从《说文解字》对这些汉字的引用、解释、说明来看，与同一时期的欧亚大陆其他文明比较，我国的医疗水平已经位于世界前列。

　　那么，作为世界上唯一具有连续性历史的传统医学——中医，究竟是如何看待疾病的呢？中医学认为，人体各脏腑组织之间，以及人体与外环境之间，既是对立的，又是统一的，人体就是在这种对立统一的动态平衡中保持着正常的生理活动，如这种动态平衡因某种原因遭到破坏，而又不能立即自行调节恢复时，人体就会生疾酿病。《内经》中说"病起于过用"，即身心"过度"使用，就会导致疾病。"饮食自倍，肠胃

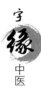

乃伤"，"久视伤血，久坐伤肉，久行伤筋，久立伤骨"，"喜伤心，怒伤肝，思伤脾，悲伤肺，恐伤肾"，都是讲过则为害的道理。中医理论重视人体的和谐适中，自身气机的顺畅流通循环。所谓"正气内存，邪不可干""邪之所凑，其气必虚"，外来致病因素通过破坏人体自身的功能，才能引起疾病。因此，中医学的治疗就是将失衡的人体功能状态调节到动态平衡，其主要治疗手段就是针灸和方药。具体来说，药物都具有偏性，而治病要依靠药物的偏性，根据辨证，进行中药配伍，纠正病体的阴阳偏盛或偏衰的病理现象，从而恢复或重建脏腑功能的协调，达到祛除病邪，清除病因的目的。而在针灸治疗中，中医根据辨证，给病人施加补泻手法，扶正祛邪，帮助病体达到阴阳调和而使之痊愈。总之，中医疗疾，更多的是"治人"，而不是"治病"，这一点值得我们中医临床工作者和学习者用心体会。

蛊

虫皿曰"蛊"。蛊字甲骨文写作🜚，似器皿中盛着蠕动的虫体，小篆写作🜚，与甲骨文非常相似，不过是虫由两条变成三条。古代的"三"也含着多的意思，意味着虫很多，大概是古人把体内排出的虫养在容器内并加以神化了。蛊的繁体"蠱"，就是从小篆直接隶变而来。《说文解字》曰："蠱，腹中虫也。《春秋传》曰，皿虫为蛊，晦淫之所生也。枭桀死之鬼亦为蛊。"说明古代的"蛊"有两层含义：第一是"腹中虫"，就是消化道的寄生虫；第二是"死之鬼"，意指鬼魂做祟。无论是哪种原因，远古的人们认为"蛊"是一种疾病，是不好的事物，并且努力用祭祀、占卜的方法来驱除"蛊"。殷墟出土的甲骨卜辞有"有疒齿，惟蛊虐"（《乙》7310），"疒"是古代疾病的通称，"虐"是为害的意思。这段话的意思是，在占卜询问牙齿的疾病是不是蛊造成的。古代还专门设有除蛊的官职，《周礼·秋官·庶氏》载："掌除毒蛊，以攻说襘之，嘉草攻之。"我国现存最早的医药方书《五十二病方》在目录里也明确记载了蛊病，并给出了治疗方案。

"鬼魂作祟"只是古人的一种想象，也是先民对自然界的崇拜。但是"腹中虫"却是严重影响古代人民身体健康的疾患。古代人因为习惯用手取食，许多食物的烹饪方法不当，再加上卫生条件的限制，不可避免地造成寄生虫的传染。当时普遍感染的可能是蛔虫、蛲虫、绦虫之类。《说文解字》载"蛕（蛔）虫，腹中长虫也"，"蛲虫，腹中短虫也"，可以从侧面证实这种推测。随着临床医学的发展，古人对蛊证的认识越来越深入，创立了很多行之有效的方剂。《伤寒论》就载了一张治疗"蛔厥"的名方——乌梅丸。方中用乌梅、醋等酸味药使蛔虫得静，用蜀椒、细辛等辛味药使蛔虫得伏，用黄连、黄柏等苦味药使蛔虫得下，是治疗蛔虫证的一张经典方。

《三国志·华佗传》里也记载了一个小故事：华佗有一次在路上走，遇见一个人患咽部阻塞，想进食可没法下咽，他的家人正打算去求医。华佗就说，我看到前面不远有一家卖饼的店，有蒜泥和醋，你向他要三升喝下去，病就会好。病人喝下去，很快吐出一条像蛇一样的寄生虫，就挂在车边，到华佗家拜谢。这个故事刻画得非常生动，根据描写，这条寄生虫应该有一定的长度，不然没法挂在车边，而且病人患咽塞，说明虫体游走到消化道上部，很可能是成年的蛔虫。这个醋和蒜泥混合的偏方服用后会令人作呕，对其他食积、痰滞等需要呕吐的疾病也可以使用。

古人不仅重视祛除体内的寄生虫，对蚊、蝇这类害虫也有明确的认识。早在汉代，古代医家就发现飞虫会传播瘟疫，并且组织人手奋力扑杀，汉武梁祠的"祛虫图"就描绘了当时的情形。至今，人们还把害人的东西称为"蛊毒"，就是古时对虫害的厌恶情结的延续。

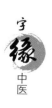

瘕

瘕，《说文解字》曰"女病也"。《玉篇·疒部》亦载"瘕，久病也"。《灵枢·水胀》篇中曰："石瘕生于胞中……皆生于女子。"《诸病源候论·瘕病诸候》提到："瘕者，假也，谓虚假可动也。"由上可知，"瘕"病以女子多见，具有病程较长、往往生于腹腔内、推之可移等特点。

"瘕"字多见于《内经》。《内经》中有 30 篇经文涉及此病，除单以"瘕"作为病名之外，含有"瘕"字的病名尚有"虑瘕""血瘕""石瘕""疝瘕""瘕泄""水瘕痹""虫瘕"等，而论述最为详细的是"石瘕"。可见，瘕是个多发的疾病。石瘕是妇科疾患，指生于胞宫的质硬如石的肿块，是由于"寒气客于子门"引起的；血瘕是由于瘀血而生的肿块，也多见于妇人，为妇人八瘕之一。医家常将"癥""瘕"并提，与积聚、痃癖、痞块等病并称，这些均为因气血不通而引起的结块病证。妇人气血不调较多，兼有经血胎产等诱因，因此癥瘕类疾病妇女多见。妇人癥瘕是指妇人下腹部有结块，并伴随或胀、或满、或痛等症状的疾病，其中，坚硬成块、固定不移、推揉不散、痛有定处的称为癥，痞满无形、时聚时散、推揉转动、痛无定处的称瘕。

一般认为，此类疾病多数由于情志失和引起。在当今社会，人们分工精细，合作增多，工作压力增大，生活关系紧张，不如意在所难免。女性思虑较重，多愁善感，若情志不遂，久郁伤肝，肝失调畅，影响脾土，脾失健运，两脏关系失调则致肝脾不和；或精神紧张、心情压抑，肝气郁结，气郁化火，影响胃的功能而致肝胃不和。肝失疏泄，气机不畅，则情志更加抑郁；久郁不解，肝失其柔顺舒畅之性，则情志更难条达。两者互为因果，互相影响，最终气结便可成瘕，这大概是当今女性多瘕病的原因吧。

因此，保持乐观的情绪非常重要。保持情绪稳定，注意休息，不过度劳累，开展适合身体情况的运动如慢跑、步行及听音乐等，促进气血运行条畅，饮食规律，思维通达，这些行为均为预防瘕病的有效方法。《诸病源候论·瘕病诸候》篇转引《养生方·导引法》治疗瘕病曰："向晨去枕，正偃卧，伸臂胫，瞑目，闭口不息，极张腹、两足，再息，顷间吸腹，仰两足，倍拳。欲自微息定，复为。春三、夏五、秋七、冬九。荡涤五脏，津润六腑，所病皆愈。腹有疾积聚者，张吸其腹，热乃止，癥瘕散破，即愈矣。"意思是说，每天早晨，去掉枕头，平躺，伸开四肢，闭目屏住呼吸，使气达腹中，此时尽量使腹部鼓起，并分开两足，到达极限时开始呼吸，迅速内收腹部，仰起两脚，向后仰屈。如果想重复做，需要等到呼吸平稳后才可以。春天做三遍，夏天做五遍，秋天七遍，冬天九遍。这个方法可洗涤五脏，滋润六腑，脏腑的病都可以得到治疗。若还有积聚病者，可以反复鼓起和内收腹部，到有热感时为止。这样做可以使"瘕"消散，疾病痊愈。这个方法简单有效，有积聚病证的患者或女性朋友可以尝试。

疡

疡，古字为𤻲，意为"身伤"。《说文解字·疒部》中载："疡，头创也。"段玉裁注转引郑注《周礼》云："身伤曰疡，以别于头疡曰疕。"同时，《说文解字》载"伤，创也"，《广雅·释诂四》言"创，伤也"，二字互训。故统言之，"疡"指头面身体的外伤性疾患；析言之，"疡"专指身伤。《庄子·天地》中言："天下均治之为愿，而何计以有虞氏为？有虞氏之药疡也，秃而施髢，病而求医。"此处"疡"与"秃"呼应，两字所指示的疾病部位都是头部。另有《左传·襄公十九》中言及"荀偃瘅疽，生疡于头"，其意亦为"头创"。又《礼

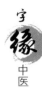
记·曲礼》中有"身有疡则浴"的记载，此处"疡"之意则扩大为身体上的各种创伤。

在《说文解字》中，与"疡"相关的同源字有"伤""创""疮""殇"等，这些字的基本意思都是表示创伤，其中一些字的意思也一直沿袭至今，无论是武侠小说中的"金创药"中的"创"，还是我们生活中常用的"创可贴"中的"创"，都是如此。从《周礼·天官冢宰》中记载的"疡医""疕疡者造焉"可以推知，在周代医学分科中已经明确有中医外科，其中对疡医的职责范围也规定为"肿疡、溃疡、金疡、折疡"。后世对"疡"有了更深入的认识，如清代《外科心法真验指掌》中说"疡者，皮内也"，即后世狭义之"疡"，指的是与皮外之"疮"相对的痈、疽之类了。

对于疮、疡这样的外科疾病，在中医治疗中不得不提两味药：一味就是连翘。在中医看来，疮疡之发病多因火毒、热毒所致，《灵枢·痈疽》就明确提出："热胜则腐肉，肉腐则为脓。"这些热，有的是如金元时期医家刘河间所言的"五气过极，均能化热生火"所导致的火毒炽盛；有的是情志过极，郁而化火所蕴生的热毒；还有的可能是肝肾阴虚，阴不制阳，内虚所致的火毒。无论以上哪一种，都可能产生溃腐流脓的现象，就是《内经》所言的"热胜则腐肉"了。正因为如此，医学上常常使用清热解毒的方法来治疗疮疡。由于连翘"感清凉之气，得金水之性"，故中医认为其苦寒无毒，入心、胃、胆、大肠、肾五经，可泻六经之血热，散诸疮之肿毒。清朝赵瑾叔有"痰涎风火皆消矣，痈肿疮疡尽霍然。状似人心双片合，其中香处有仁全"的诗句。

另一味疮疡圣药则是黄芪。众所周知，黄芪是补气之要药，它对疮疡的治疗作用，源自中医"正气存内，邪不可干""邪之所凑，其气必虚"的理论。《神农本草经》认为黄芪"主治痈疽，排脓止痛"，张元素及其门下李东垣亦都认为黄芪具有"排脓止痛，活血生血，内托阴疽"

的作用，并提出了"内托阴证疮疡必用之"的说法。临床上很多疮疡病人，夹杂有诸如疮口久而不敛、脓水清稀等气血不足的虚证表现，中医认为此皆为疮疡虚证，应当以补益之法治疗，以托毒生肌。

总之，不论是"头创"，还是"身伤"，我们对古老的疾病已经有了新认识，并且时至今日，传统医学理论仍然焕发着青春活力。

瘅

瘅，小篆写作𤺄，《尔雅》释："瘅，劳也。"《说文解字》曰："瘅，劳病也。从疒，单声。"可见，瘅，从疒，是病证的一种，"单"意为"大力""用力"。"疒"与"单"合起来表示过度用力导致的病、因劳累导致的病。古代"瘅"与"疸"二字可以通用，郭注《山海经》与颜师古注的《汉书》均曰："瘅，黄病也。"另外，瘅还有憎恨的意思，如"彰善瘅恶"。清代王士祺的《居易续谈》云："夫善在必彰者，则恶在所必瘅。"这里的"瘅"亦为憎恨之意。

历代书证中，与传统医学相关的"瘅"的含义主要有以下三种：

一是指劳。《尔雅》："瘅，劳也。"《说文解字》："瘅，劳病也。"另外，《诗经·大雅·板》曰："上帝板板，下民卒瘅。"这些均是指因劳累而导致的疾病。然而，后世及现代很少用到该解释。

二是指黄病。班固《汉书·艺文志·方技略》中载有"《五脏六腑瘅十二病方》四十卷"。唐代颜师古注云："瘅，黄疸。"另《素问·玉机真脏论》有"肝传之脾，病名曰脾风发瘅，腹中热，烦心出黄"一条，王冰注为"脾之为病，善发黄瘅，故发瘅也"。《内经太素》亦谈到"《灵枢》《甲乙经》'瘅'均作'疸'"。此外，《山海经》记载："翼望之山，有兽焉，其状如狸，一目而三尾，名曰讙，其音如夺百声，是可以御凶，服之已瘅。"是说翼望山有一种名叫讙的野兽，发出的声音好像能赛过一百种动物的鸣叫，饲养它可以辟凶邪之气，人吃了它的肉就能治好黄疸病。这里的"瘅"与"疸"相通。

三是指热病。如瘅疟，又名瘅热，《素问·疟论》曰："但热而不寒者，阴气先绝，阳气独发，则少气烦冤，手足热而欲呕，名曰瘅疟。"瘅疟是疟疾之一种，主要症状是发高烧、打寒战、烦躁、口渴、呕吐等。《素问·脉要精微论》有"瘅成为消中"，王冰注云"瘅，谓湿热也"，指的是湿热之证。《素问·举痛论》还有"瘅热焦渴"的记载，亦是指热证。随着文字意义的逐渐演变，"瘅"的概念发展至今，多指热而言，历代医家也多以热来解释"瘅"，而其黄病或劳病的含义则逐渐淡化。

关于瘅为热之义，历代有很多记载，如汉代王充的《论衡》说："人形长七尺，形中有五常，有瘅热之病，深自剋责，犹不能愈。"此处指热盛之病。亦有以"瘅"来指夏季的酷热，如《汉书·严助传》云："南方暑湿，近夏瘅热。"宋代范成大《次韵温伯雨凉感怀》中说道："穷山更瘅暑，愈卧不举头。"

而中医学中对于"瘅"为热的记载，最为人熟知的当属《素问·奇病论》对于脾瘅的论述："有病口甘者……此五气之溢也，名曰脾瘅。夫五味入口，藏于胃，脾为之行其精气，津液在脾，故令人口甘也。此肥美之所发也，此人必数食甘美而多肥也。肥者令人热，甘者令人中满，故其气上溢，转为消渴。治之以兰，除陈气也。"王冰注："瘅，谓热也。""脾瘅"是一种以口中发甜为主症的疾病，其形成的原因主要是过食肥甘厚腻，致使水谷所化生的精气过剩而郁积，而使形体肥胖，浊气上泛于口，故口中甜腻、不思饮食，久而久之，即化燥热，内热丛生，伤津耗液，转为消渴。临床上对于"脾瘅"的治疗可遵循"治之以兰，除陈气也"的原则。"陈气"指久积脾胃的甘肥湿热邪气。"兰"指佩兰，对于湿邪偏盛，"头重如裹"，效果很好，故又称为"醒头草"。古时妇人将佩兰插于髻中，以辟发中油秽之气，其气芳香，用以醒脾气，涤甘肥。

将佩兰置于枕芯做内枕，具有芳香行散、开窍提神之功。端午节民间有
着极为古老的佩香囊的习俗，就是将佩兰放入香囊内佩带，具有芳香化
浊的功效。

疟

　　疟，《说文解字》中的篆体字形为𤕫，左边部分表示的是一张床，右
边部分是声部。《说文解字》中解释该字时写道："疟，热寒休作。"段玉
裁注曰："谓寒与热一休一作相代也。"即疟是以寒热交替为临床表现的疾
病，也是我们俗称的"打摆子"和"冷热病"。《释名·释疾病》中有载：
"疟，酷虐也。凡疾或寒或热耳，而此疾先寒后热两疾，似酷虐者也。"
虐是残害的意思，描述的是疟病寒热相交的症状给人带来的极度的痛苦。
在专门记录春秋时期鲁国国史的《左传》中，记载了昭公十九年"夏，
许悼公疟"，后饮"大子止"给的药后而卒的事件。

　　陈邦贤在《中国医学史·疾病史》说："疟疾的名称很多，最初的记
载见于《素问》。"认为文献中所谓的"疟"，就是疟疾，并说，"疟疾的
原因很多，起初以为是邪魅所致，继以为是外感或瘴气，近代始知疟疾
是由于原虫所致"，即说明人们对疟病病因的认识经历了邪魅所致、外
感或瘴气、原虫三个阶段。人类学研究中，有人认为，人们早期对疾病
病因的性质常常有两种归属，即自然病因与非自然病因。在自然病因认
知体系中，冷、热、阴阳等自然因素和社会自然因素对人体的健康起到
关键作用；而非自然病因的认知，则可能将疾病的原因归于超自然的神、
上帝、鬼、恶魔或巫师等因素。

　　对于"寒热一休一作"这种比较怪异的疾病，早期的人们必然就将
其与不可知的"非自然"因素联系起来。古代传说颛顼氏生了三个儿子，
但"生而皆亡"，其中一个儿子是很小时候就夭折死去的，据传他后来居

于江水之中，成为"居江水"的"疟鬼"，由于他死去时尚未成年，所以死后仍然保持着小孩子的形象，而带来疟病的"小儿鬼"（《搜神记》里的称谓）指的就是他。《世说新语·言语第二》中记载了一个故事："中朝有小儿，父病，行乞药。主人问病，曰：患疟也。主人曰：尊候明德君子，何以病疟？答曰：来病君子，所以为疟耳。"讲的是主人问一个在外面为患疟病的父亲求药的孩子，你父亲是德行高尚的君子，怎么会得疟病的呢？这个机智的孩子回答说，疟病就是专门侵害君子的小人鬼造成的，所以我父亲就患上了这个病。言下之意，他的父亲因为是君子而被小人鬼所害而得了疟病。由此可见，古人对疟病的早期认识，因着致病是"小儿鬼"的缘故，对该病有着一种道德否定的隐喻。

在古代，还有针对致疟病的"小儿鬼"的方法，即借威猛之人的震慑力赶跑"小儿鬼"，以达到消除疾病的效果。在《晋书·桓彝传》中记载："石虔小字镇恶，有才干，超捷绝伦。从父在荆州，于猎围中见猛兽被数箭而伏。诸督将素知其勇，戏令拔箭。石虔因急往，拔得一箭，猛兽跳，石虔亦跳，高于兽身，猛兽伏，复拔一箭以归。从温入关，冲为苻健所围，垂没，石虔跃马赴之，拔冲于数万众之中而还，莫敢抗者。三军叹息，威震敌人。时有患疟疾者，谓曰'桓石虔'来以怖之，病者多愈，其见畏如此。"这里讲述的是桓石虔捕获猛兽的英勇故事，故事的后来讲到，这种过人的骁勇之气甚至有特别的威慑力量，只要在疟疾患者面前喊一声"桓石虔来了"，病患之疟就大多能够不治而愈。可见这正是陈邦贤先生所讲的"疟"之病因为"邪魅"的认识阶段。

近代医家对疟病的分类已经有较清醒的认识。现在人们已经认识到恶性疟疾是由疟原虫引起的传染性寄生虫病，是经疟蚊叮咬或输入带疟原虫者的血液而感染的疾病。从古至今，人类对疟病的认识很好地印证了人类文明前进的脚步。

痿

痿，小篆写作癐。《说文解字》释："痿，痹也。从疒，委声。"《说文解字注》云："如淳曰：……病两足不能相过曰痿。张揖曰：痿不能行。"故痿指的是肢体不能随意运动的病证。另外，痿还有枯萎的意思，同萎，如《医方考》曰："痿，犹萎也。痿躄者，手足不用之意。"而萎原指草木枯萎不荣，《诗经·小雅·谷风》有云："无草不死，无木不萎。"人之病痿，本源于草木之枯而称萎，指人病肢体肌肉枯萎、筋脉弛纵，恰如草木死枯、枝叶垂败之象。此外，痿还用指男性生殖器官不能挺举的疾病，如痿疾、阳痿。痿还有精神不振之意，如痿顿、痿疲。

所以，"痿"在古代文献中主要指病证，其含义主要有以下两种：

一是指运动障碍。《说文解字》曰："痿，痹也。"痹指的是因感受风寒湿邪气，导致脏腑经络气血痹阻不通而出现的肢体关节及脏腑功能障碍的一类病证。古多痿痹联言，痹证日久可转而为痿也。《素问》曰："有渐于湿，肌肉濡渍，痹而不仁，发为肉痿。"《史记·韩王信传》载有"仆之思归，犹痿人不忘起"，意思是说我想回去，就像足痿不用的人还想站立一样。《吕氏春秋》云："多阳则痿。"汉代高诱注："痿躄，不能行也。"《素问·痿论》曰："虚则生脉痿……枢折挈，胫纵而不任地也。"这些论述中的"痿"均是指肢体运动障碍，不能自由起身，行走不能如常。

二是指枯萎，与委、萎同。《广韵》言"萎，蔫也"，指组织器官肌肉萎缩枯槁的表现。《素问·痿论》还提到："思想无穷，所愿不得，意淫于外，入房太甚，宗筋弛纵……故《下经》曰：筋痿者，生于肝，使内也。"此处"筋痿"指的是阳痿，因房室过度，致"宗筋弛纵"。

传统医学认为，所谓痿证就是四肢肌肉枯萎，筋脉弛缓，疲软不用

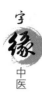

的一类病证。对于痿的治疗，尤其强调"治痿独取阳明"。所谓独取阳明，指采用补益后天为治则。

阳明脾胃为后天精微化生之源，饮食水谷入胃，经由脾的转输运化布散至全身，达到营养滋润的目的。阳明脾胃为五脏六腑之海，可以润泽调养宗筋，只有后天化源不竭，脾胃功能正常，水谷精微才能奉养机体周身。肺的津液来之于脾胃，且肝肾之精亦有赖于脾胃生化。如果脾胃功能失常，水谷精微、津液精血化生不利，肺之津液来源不足，肝肾之精生成匮乏，则肢体筋脉失于濡养，久之可致痿。

通过调理脾胃，使胃气健旺，饮食得增，气血津液充足，脏腑功能转旺，筋脉得养，则利于痿证的恢复，故强调后天脾胃在痿证治疗中的重要地位。

烦

烦的小篆字形为㷭，由"火"和"页"两部分构成，《说文解字》释其为"热头痛也，从页从火"。"页"代表的是人体的头部，故而"页"部字的词义大都与头面部相关，如"颡"的本义表示"面黄"，"顾"的本义表示"回头"，"顿"的本义表示"叩头"等，而这里的"烦"字的本义就表示"热头痛"，"火"则象征着"热"。

后世汉语中尽管有诸如"烦恼""暑烦"等仍隐约映射其意的词汇，但"烦"字的本义已不大为人所知了。"烦"引申出的含义大致有三：其一为敬辞，如"烦劳""烦请"等，陆游的"病眼可令常寂寞，烦君为致数枝红"中的"烦"即是此意；其二则是表示多、乱的意思，如"纷烦复杂"；其三则是表示苦闷、苦恼的意思，如"烦躁""心烦"等。现代汉语中"烦"的意思，较热头痛之义，范围有所扩大，更多指心神上的不安或不宁。

从《说文解字》中对"烦"字的释义来看，"烦"在造字之初可能是专指人体头部受热疼痛的症状，而中医学中对患者"烦"之症状的认识在医学典籍中多有记载，例如"烦咳""烦渴""烦喘""烦重"等。这里的烦字，其含义可能更偏于"热"。如汉代医书《金匮要略·妇人产后病脉证治》的附方中记有："千金三物黄芩汤：治妇人在草蓐，自发露得风，四肢苦烦热。头痛者，与小柴胡汤；头不痛但烦者，此汤主之。"此处将烦热用于形容四肢症状，并且用"头不痛但烦者"指代"四肢苦烦热"，可见其"烦"意更偏于烦热之"热"了，而并无头痛之意。《伤寒论》中亦有同样的例证，在《辨太阳病脉证并治下》的第142 条中记载，"病在阳，应以汗解之"，但若以冷水治疗，则反而"弥更益烦"。

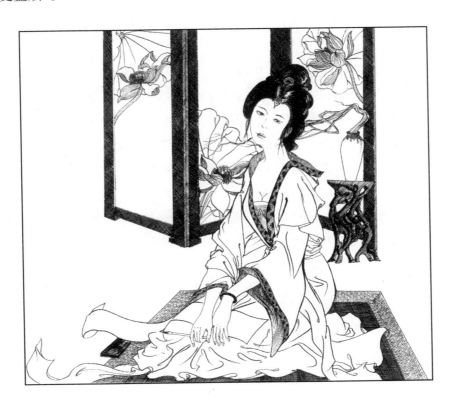

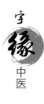
字缘
中医

另外，在古医书中，还有的"烦"字之义偏于"动"。如《伤寒论》338条："蛔厥者，其人当吐蛔。今病者静，而复时烦者，此为脏寒。蛔上入其膈，故烦，须臾复止。得食而呕，又烦者，蛔闻食自出，其人常自吐蛔。"这里描述的是蛔虫病患者与"静"相对的临床表现，刻画的是由于脏寒缘故导致的病人时而安静、时而躁扰的症状。

除此之外，"烦"还有由动扰引申而来的"乱"之意。如《金匮要略·妇人产后病脉证治》中还记载："妇人乳中虚，烦乱呕逆，安中益气，竹皮大丸主之。""烦乱"二字将女性患者由于产后中气不足，心乱而呕的情形描述出来，并指出应当用补益中气的方法安其烦乱。又如《素问·至真要大论》："少阳之胜，热客于胃，烦心心痛，目赤欲呕，呕酸善饥。"其中"烦"也有与"痛"不同的含义，指的是热邪引起的心中"纠缠""搅乱"之症状，与"心烦意乱"表示着相同的意思。

现代社会生活中，"烦"可能既是一种病因，又是一种症状。元代禅师行端曾有诗云："落日照江村，秋花艳欲燔。芒鞋遥路客，一步一纷烦。"在炫丽缤纷的世界里，我们这些匆匆过客有的时候对于这些"纷烦"应接不暇。当下，生活的快节奏使得我们时时处于"烦热"之中。学生时代，我们努力勤奋以应似锦前程；工作以后，我们慷慨激昂以应远大理想；成家以后，我们经营度日以应生活担当；而到了老年，我们终于可以放慢脚步，却只剩追忆和感伤。"纷烦"，常常引起人们机体功能的失调，从而引发疾病。古代先贤已然智慧地于"烦"之形与义中给我们以提示：凡烦、动、扰、乱皆源于"火"，此火扰乱了我们心中的淡定与安宁，故唯有平心静气，方能不烦。

痤

痤，小篆写作 㾪，《说文解字》解释为："痤，小肿也。从疒，坐声。"由此可知，痤在造字之初表征的是一种病的形态"小肿"。《山海经·中山经》讲道："又东二十里，曰金星之山，多天婴，其状如龙骨，可以已痤。"已，这里是治疗的意思，后来"痤"就泛指痈疽一类的病证，如"痤疽""痤人（指患痈疮的人）""痤然（像痈疽似的）"等。《韩非子·解老》云："夫内无痤疽瘅痔之害，而外无刑罚法诛之祸者。""痤"和"疽"同义对举，与"刑罚"二字上下呼应。

另外，"痤"还可指小疖子，《素问·生气通天论》说："郁乃痤。"王冰注："（痤）色赤䐜愤，内蕴血脓，形小而大如酸枣，或如气豆，此皆阳气内郁所为。"与现代临床所说的"痤疮"相类，即俗称的"痘痘"。中医学认为，"痤"这种小疖子主要是因夏日暑热熏蒸皮肤，汗泄不畅或湿郁腠理，热蕴肌肤，风邪外袭，肌腠不得发泄所致。夏日炎炎，出汗是人体的主要散热方式，倘若自然界湿度较大，湿热熏蒸，汗出不畅，则极易导致"痤"的发生。《素问·生气通天论》经文有载："汗出见湿，乃生痤疿。""疿"是"痱"的异体字，《玉篇》释其为："热生小疮也。"另外，劳作运动之后大量出汗，此时若遇风邪外袭，寒气聚于肌肤，也易生粉刺，郁积日久就可成为"痤"，所以《素问·生气通天论》亦谈道："劳汗当风，寒迫为皶，郁乃痤。"由此可知，出汗或劳作后感受湿气、风邪，可导致人体阳气猝然凝滞，汗孔闭合，汗出不畅，从而导致"痤""痱"这类的皮肤病。王冰在注解该段经文时说："阳气发泄，寒气制之，热怫于内，郁于皮里，甚为痤疖，微为痱疮。"

大家可以想象，一位爱美的女士，脸上生满"痤""痱"，是多么郁

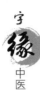

闷的事情，它不仅很大程度上影响我们的心情，而且处理不善还会留下疤痕。所以一提起它，很多女生都会咬牙切齿，有的人一看到脸上发痘就会忍不住用手摸，用手挤，但这样的行为很容易导致皮肤感染而加重病情，那么面对"痤"，我们应该怎么办呢？

从上文《内经》中的相关论述可以看出，"痤"多因劳作汗出，毛孔被寒邪或湿邪闭阻，日久郁而生热所致，如明代张景岳也谈道："形劳汗出，坐卧当风，寒气薄之，液凝为皷，即粉刺也，若郁而稍大，乃形小节，是名曰痤。"发病之初，卫阳被郁，汗出之后，或为寒郁，或为风郁，治疗可酌用祛风散寒、化湿行气等方法。湿邪是皮肤病常见的病因，湿邪致病常发于脾胃虚弱或嗜食肥甘厚味之人，所以治疗"痤""痹"这类皮肤疾患，要注意清热除湿。若郁久化热，甚而导致血气凝滞，湿毒流连，治疗就要注意清热解毒、活血化瘀等。当代中医名家王洪图先生曾治一面生痤疮多年的女性患者，其"以鼻为中心，涉及两颧，上下口唇四周，遍生红赤痤疮，小者如绿豆，大如豌豆"。治疗时就选用疏风清热、祛湿凉血之品，处方为荆芥、防风、白芷散风寒，栀子、黄芩、薄荷等清郁结之热邪，丹皮、赤芍凉血，又用苍术、车前子祛湿等。

就保健单品来说，芦荟、积雪草、艾草都是自然界多见的养颜美容药物。芦荟有清热泻火的功效，对消除热毒性痤疮有很好的疗效。而艾草的养颜之效在药物学上也早就被认识到了。据《本草纲目》载其"温中、逐冷、除湿"，书中还专门记载了一则治疗妇人面疮的方子："妇人面疮，名粉花疮，以淀粉五钱，菜籽油调泥碗内，用艾一二团，烧烟熏之，候烟尽。"可见，具有温热、除湿功能的艾草与淀粉、菜籽油一并使用，具有治"痤"之效。另外，现在临床上较常用的一种中成药是"积雪苷霜软膏"，就是由积雪草全草提炼的，主要用于治疗痤疮和消除疤痕。《本草纲目·草部·积雪草》载："积雪草南方多有，生阴湿地，不必荆楚。形如水荇而小，面亦光洁，微尖为异。"陶弘景认为此草"方药不用"，并推测是以其寒凉而得名。在《本草纲目·百病主治》记载，积雪草配伍他药可以治疗痈、疽、疥、癣等多种外科疾病。

　　如前所述，由于"痤"之得因，故饮食方面的调理对于痤疮而言尤为重要。辛辣等刺激性食物如辣椒、葱、蒜等性热，食后容易生火；而高脂食品如猪油、奶酪、油炸食品等能产生大量热能，使内热加重，因此必须忌食。高糖食物如白糖、巧克力、冰淇淋等，也要尽量少吃。另外，还应少接触刺激性较强的食物，如烟、酒及浓茶等。饮食宜清淡，多吃新鲜蔬菜、水果及其他富含维生素、粗纤维的食物，并保持大便通畅。更重要的是，注意面部清洁，避免汗出当风，特别要注意现代人的通病，不要对着空调直吹，或者长时间面对电脑等。这些都有助于皮肤，特别是面部皮肤的保健调理。

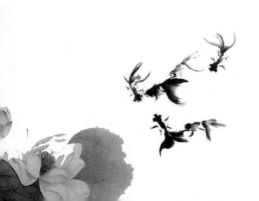

第五单元

药食芬芳

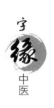

茶

在我国，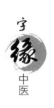的历史可以追溯到很久以前。"茶圣"陆羽说："茶之为饮，发乎神农氏。"民间传说神农长了一个里外透明的水晶肚子，可以将腹中之物看得清清楚楚，他尝百草、辨药性，多亏了这个非同寻常的肚子。一次他尝了一片小嫩叶，发现这叶子落肚后居然到处游动，将腹中秽物清洗得干干净净，就像个脏器巡查员似的。神农氏惊奇之余，将这种小嫩叶名之为"查"，后人转称其曰"茶"。当然，这仅仅是传说，是人们对茶的起源神奇的想象。客观地讲，说茶之起源为战国或者秦汉之际，应是没有问题的。

虽然早至战国或秦汉之际，我们的祖先就有了饮茶的记录，但"茶"字的出现，却是相对较晚的事。在"茶"字出现之前，古人用"荼"记之，如《神农本草经》说："神农尝百草，日遇七十毒，得荼而解之。"这里的"荼"就是茶。但"荼"是多义字，一指苦菜，如《诗经·邶风·谷风》中"谁谓荼苦"的"荼"；二指茅草、芦苇之类的白花，如《周礼·掌荼》中"掌以时聚荼，以共丧事"和成语"如火如荼"的"荼"都是这个含义；三就是茶这个意思了。后来，人们把"荼"字中的一横去掉，专指茶。古汉印中，已有"荼"之异写字形"茶"，而"茶"的读音在西汉已经确立。如现在湖南省的茶陵，西汉时是藩王的领地，俗称茶王城，是当时长沙国十三个属县之一，称为荼陵县。《汉书·地理志》中，荼陵的"荼"，颜师古注曰"又音丈加反"，这就是现在"茶"字的读音了。由此可见，"茶"字读音的确立要早于"茶"字字形的确立。

中国的茶叶，很早以前就传到世界各地。西汉时，汉武帝曾派使者出使印度半岛，所带的物品中除黄金、锦帛外，就有茶叶。南北朝时齐武帝永明年间，中国茶叶随出口的丝绸、瓷器传到了土耳其。但茶在社会各阶层广泛普及，还是在唐代陆羽的《茶经》问世前后。宋人有诗句说："自从陆羽生人间，人间相学事春茶。"

《茶经》记载的唐代茶叶生产过程是"采之，蒸之，捣之，拍之，焙之，穿之，封之，茶之干矣。"饮用时，先将饼茶放在火上烤炙，然后将其碾成粉末，再用筛子筛出细末，放到开水中煎煮。煮时，水始开，水面出现细小的像鱼眼一样的水珠，并"微有声"，称为一沸，此时须加入一些盐调味。当锅边水泡如涌泉连珠时，为二沸，这时要舀出一瓢开水备用，并以竹夹在锅中心搅拌，然后将茶末从水中央倒进去。稍后锅中的水"腾波鼓浪"，"势若奔涛溅沫"，称为三沸，此时要将刚才舀出来的那瓢水再倒进锅里，一锅茶汤就算煮好了，如果再继续烹煮，陆羽则认为"水老不可食也"。最后，将煮好了的茶汤舀进碗里饮用。前三碗味道较好，后两碗较差。五碗之外，"非渴其莫之饮"。以上便是当时社会上较流行的饮茶方法。

唐代以后，关于茶的讲究越来越多，不仅对茶叶很讲究，即便泡茶的水也马虎不得。《红楼梦》第四十一回写道，妙玉给刚吃完饭的贾母呈上茶，贾母说自己不吃六安茶，因为六安茶是绿茶，饭后喝容易拉肚子。妙玉马上说，那是老君梅，是她用隔年梅花上的积雪融水冲泡的。妙玉的话既抬高了贾母的地位，同时在茶道上也很有讲究，即饭后喝暖胃茶是有助消化的。从这段描写可以看出，作者既深谙医理，又精于茶道，虽寥寥数语，却引人入胜。

在我国，茶承载的文化内涵非常丰富。古代男女婚嫁有"三茶六礼"的习俗，如明人许次纾《茶疏》说："茶不移本，植必子生。"古人结婚必以茶为礼，取其不移植子之意。因此古代女子受聘，也称为"吃茶"。在社交礼仪中，茶也具有特殊的意蕴：客人来访，主人想早点打发他走，又不好明讲，只要端起茶杯向客人说"请吃茶"，同时将茶杯在唇边一碰，却并不喝下去，这时客人就该识趣地主动告辞了。这就是"端茶送客"的意思。

关于茶的特点和作用，陆羽《茶经》言之甚详："茶之为用，味至寒，为饮最宜。精行俭德之人，若热渴、凝闷、脑痛、目涩、四肢烦、百节不舒，聊四五啜，与醍醐、甘露抗衡也。"李时珍在《本草纲目》中也说："茶能降火，又兼解酒食之毒，使人神思阔爽，不昏不睡，此茶之功也。"可见茶的效用不少，但人们通常最重视的，还是茶作为饮料的醒脑提神作用。《神农食经》说"茶茗久服，令人有力悦志"，华佗在《食论》里也有"苦茶多食，使人益思意"，都是指茶能活跃思维，提高精神，兴奋机能。而唐诗中关于这方面的诗句就更多，如曹邺有"六腑睡神去，数朝诗思清"，吕岩有"断送睡魔离几席，增添香气入肌肤"，刘禹锡有"诗情茶助爽，药力酒能宣"等。

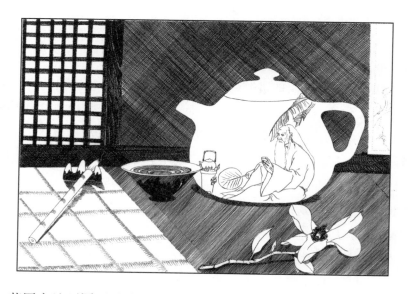

茶因产地不同而品种繁多，大体可分为绿茶、乌龙茶和红茶。绿茶又有龙井、毛峰、云雾等不同品种，但其总的性味偏凉。中医认为，绿茶可上清头目。北宋《太平惠民和剂局方》所载的著名的川芎茶调散方后有就"每服二钱，食后茶清调下"云云。该方专治风邪头痛，服时以清茶调下，取其苦凉之性，助诸药上行，清利头目。

　　除了醒脑提神、降火解毒等功用外，茶还是减肥养颜的佳品。唐代陈藏器在《本草拾遗》中说："茶久食令人瘦，去人脂。"《本草纲目·木部》也说："茗，苦茶……主下气消食。"这些都明确记载了茶可减肥消食。近代许多医家也创制了减肥药茶，如三花减肥茶、荷叶茶、七珠轻身茶等。也有医家认为，久服普洱茶可以轻身。古人说"茶多饮，悦色人不老"，爱美的人们，不妨多饮清茶。茶还可以延年益寿，比如历代帝王中寿命最长的清高宗乾隆皇帝，他一生嗜茶如命。据说在他提出让位给皇子时，有老臣劝谏说："国不可一日无君啊！"乾隆随手端起御案上的一杯清茶回答说："君不可一日无茶。"意思是自己想退休品茶享清福了。乾隆皇帝在位61年，享寿88岁，他的长寿或者与嗜茶不无关系。

蜜

　　蜜，小篆写作𧖈或𧖘，前者隶定当为𧖈，是蜜的异写。段玉裁《说文解字注》："𧖈，或从宓，宓声。今通用此体。"𠂤是指蜜蜂，上面的"宓"，为声符，表读音。蜜，本义是蜜蜂采取花液酿成的甜汁。古人根据产地的不同，又有不同的区分，如《康熙字典》"蜜"字条作："《尔雅翼》土蜜，北方地燥，多在土中，故曰土蜜。又木蜜，南方地湿，多在木中，故曰木蜜。又石蜜，《西京杂记》南越王献高帝石蜜五斛。又波罗蜜，果名。本草波罗蜜，梵语也，因此果味甘，故借用之。"后来，"蜜"由指甜美的汁液，又转而形容甜美，词性发生变化，如代表的词语"甜蜜蜜"等。

　　古代调味品没有糖，蜂蜜就是很珍贵的甜品，《楚辞·招魂》里有"粔籹蜜饵"的记载，《礼记·内则》则记载"妇事舅姑，如事父母。……枣栗饴蜜以甘之"。《礼记·内则》专门记述为人子女应该遵守的孝行，历来为儒家推崇，"枣栗饴蜜以甘之"就是用枣、栗、蜜这些甜品奉养双亲。因为老人味觉减退，喜欢吃甜味的食物，而且年纪大的人肾阴不足，常常会便秘，多吃蜂蜜和板栗之类的食物有润肠通便的作用。

约成书于公元 2 世纪的《神农本草经》被奉为药学经典之作，记载了药物 365 种，书中把药物分为上、中、下三品。其中蜂蜜因为无毒，能够养身延年，位列上品。书中写道："蜂蜜味甘、平，无毒，主心腹邪气，诸惊痫痉，安五脏诸不足，益气补中，止痛解毒，除百病和百药。"意思是蜂蜜对多种疾病有效，而且可以解诸药之毒，再加上古代没有有效的食品黏合剂，蜂蜜就作为调和诸药的药引被医家广泛使用。在我国甘肃武威出土的 2000 多年前的汉墓简书中记载了 36 种药方，大部分都用蜜入药，或炼制成丸，或一起煎煮。

不仅如此，蜂蜜因为其特有的润滑作用，古代还被用于通便。《伤寒论》里"医圣"张仲景创立的"蜜煎方"就是有文字记载的最古老的蜂蜜栓剂。书中写到，在铜器里煮蜂蜜，熔化后放凉，凝固前急忙捏成锥状，趁热塞入肛门，用手按住，过一会儿病人想大便了就松开手。这段"蜜煎方"的描写生动而形象，饶有趣味，而施行起来也很是简便。

蜂蜜养生最好的例证是隋唐时的名医甄权。他自创吐故纳新的呼吸法，同时配合用蜂蜜酿酒长年饮用，结果享年 103 岁，是当之无愧的高寿医生。传说他去世前，唐太宗李世民亲自到他家询问长寿的秘诀，甄权向他讲授药性和养生之道，其中之一就是服用蜂蜜。蜂蜜能够延年益寿，很大程度上归于其甘温之性，能够调和各脏腑。李时珍认为，蜂蜜的功效有五：清热，补中，解毒，润燥，止痛。近代江浙地区制作冬令进补的膏方在收膏时所用的糖多为蜂蜜，就是取它调和诸药，补中润燥的作用。

至于蜂蜜止痛的功效，很多人不太理解。就外用来说，对火烫伤之类没有化脓的创口，用蜂蜜外涂可以起到保护创面的作用，减轻疼痛。晋代医家葛洪的医书《肘后备急方》以便、验而著称，也曾记载用蜂蜜外涂治疗烫伤等症，这是医家对蜂蜜的妙用。就内服来说，中医认为，甘能缓急，所以腹腔内脏器痉挛性的疼痛，比如胃痛、肠痉挛之类，口服一碗蜂蜜水都会起到缓解的作用。《金匮要略》里就记载用"甘草粉蜜汤"治疗蛔虫腹痛。当然蜂蜜也不是万灵丹，如果是因为胃酸过多引起的胃部不适，服用蜂蜜只会加重症状。

鱼

在新石器时代，鱼就受到先民的崇拜。赵国华先生在《生殖崇拜文化论》中说："从表象来看，因为鱼的轮廓，更准确地说是双鱼的轮廓，与女阴的轮廓相似；从内涵来说，鱼腹多子，繁殖力极强。当时的人类还只知道女阴的生育功能，因此这两方面的结合，使生活在渔猎社会的先民将鱼作为生殖器官的象征。"

"鱼"字在甲骨文的写法很多，如🐟、🐟等，为象形字，有嘴巴、胸鳍和背鳍，以及有斜纹交织的笔画，非常像鱼的形象。《说文解字》曰："鱼，水虫也。象形。鱼尾与燕尾似。"金文"鱼"与甲骨文相似，只不过在鱼鳍的刻画上更加生动，如🐟和🐟。在石鼓文中，鱼身的形象逐渐概念化，变成🐟。小篆则进一步简化，作🐟，这与早期的隶书写法🐟已经很接近了，但我们仍可以看出鱼的形象。

在我国古代文明的发展历程中，渔猎文明要早于农业文明，因此鱼也是较早被先民认识、捕捉并食用的生物。早在六千年前的新石器时代，鱼和捕鱼工具的图案已经作为纹饰出现在当时不多见的彩陶上。如举世闻名的陕西半坡出土的人面鱼纹盆，器身为赭红陶衣，器内壁绘有对称的人面纹和鱼纹各两幅，构成奇特的人鱼合体，体现了半坡人对鱼的崇拜，同时也是对当时渔猎生活的真实写照。

先民们在捕鱼果腹的同时，很早就认识到鱼可以治病。鱼也是甲骨文

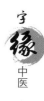

中明确记载的最早使用的药物之一。殷墟出土的甲骨卜辞有"丙戌卜，贞：疫，用鱼"一句，詹鄞鑫先生认为"疫"是"疒"字的繁文，意为身腹疾。中医认为，腹疾有两种，或为寒证，或为热证。且古人认为鱼性热，《素问·异法方宜论》即有"鱼者使人热中"的记载。上述甲骨卜辞中说"用鱼"治疗，患者应该是病"寒中"，所以用"鱼"来治疗阴寒的腹疾。这说明早在殷商时代，古人就已经能应用特定食物来治疗相应的疾病。

有趣的是，"腹疾"这种病名还有一个与鱼有关的别称，叫"河鱼之疾"，或省作"河鱼"。因为鱼溃烂先自腹内开始，故"腹疾"者，以河鱼为喻。如说："河鱼腹疾，奈何？"清代袁枚《随园诗话补遗》说："余年逾八十，偶病河鱼之疾，医者连用大黄，人人摇手，余斗胆服之，公然无恙。"袁枚所说的"河鱼之疾"就是腹疾，又以方测症，连用大黄，必腹满、大便闭结不通。

在医学史上，历代医家对鱼的治疗作用论述不断，同时认为，不同种类的鱼，其性味、治疗作用各不相同。相对而言，本草文献中记载最多的是鲤鱼。《神农本草经》曰："鲤鱼性甘味平，功效利水、消肿、下气、通乳。治水肿胀满、脚气、黄疸、咳嗽气逆、乳汁不通。"《本草纲目》说："鲤，其功长于利小便，故能消肿胀、黄疸、脚气、喘嗽、湿热之病。作鲙则性温，故能去痃结冷气之病。烧之则从火化，故能发散风寒，平肺通乳，解肠胃及肿毒之邪。"可见在临床上，鲤鱼主要有两方面的治疗应用：一治水肿、小便不利；一治产妇乳汁不通。关于用鲤鱼治疗水肿、小便不利的方子，在唐代王焘编的《外台秘要》中有这样的记载："以鲤鱼一头，极大者，去头尾及骨，唯取肉，以水二斗，赤小豆一升，和鱼肉煮，可取二升以上汁，生布绞去滓。顿服尽，如不能尽，分为二服。后服温令暖，服讫下利，利尽瘥。"这个方子简便易行，两味药"鲤鱼"和"赤小豆"都是寻常之物，二者合煮既是佳馔，同时又有很好的疗效。

最为普通的鲤鱼的药用价值尚且如此，种类繁多的其他鱼类的药用价值就可想而知了。关于这方面的话题，实在是可以写一部专著。其实何止是鱼，世间万物皆有其不为人注意的功能或者是常见功能以外的奇妙用处。人们通常作为食物的许多东西，在中医看来往往都有特殊的疗效，古人常说的"药食同源"就是这个道理。

盐

盐，小篆写作 𥂗。盐是生活的必须品，烹饪食物重要的调味品。《说文解字》曰："盐，咸也。"段玉裁注："天生曰卤，人生曰盐。"意思是天然出产的盐称作"卤"，人工制成的盐才称为"盐"。相传，盐是古代一个叫"宿沙"的人最早发现的，他是神农氏的臣子。宿沙将海水熬煮，结果制成青、红、白、黑各色的盐，后来宿沙就被尊为盐业的鼻祖。

盐有海盐、井盐、湖盐、矿盐等，但是在古代，所有的盐都是由国家控制的，普通百姓不能随便买卖。据史料考证，距今四千多年前的夏商时代，实行盐贡（向皇帝进贡食盐）。到了周朝，设立专门负责管盐政的官员，叫作"盐人"。春秋战国时期，齐国的丞相管仲已经颁布法令，实行食盐专卖。到汉武帝时期，全面禁止食盐私营。

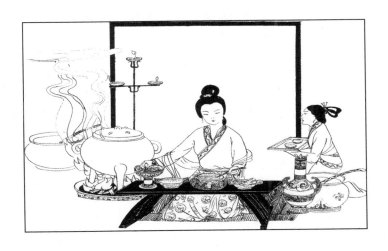

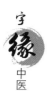
字缘
中医

经过长途的舟车鞍马，盐卖到老百姓手里价格就很昂贵了，甚至到了"斗米斤盐"的程度，因为舍不得放盐，穷苦人家只好吃"淡食"，结果面浮身肿，非常可怜。因为食盐昂贵，贩运私盐往往有暴利，就有一些亡命之徒铤而走险，他们被叫作"私盐贩子"，有势力的领头人被称作"盐枭"。另外，很多商人通过其他途径得到官府许可获得食盐专卖权，取得丰厚的利润。宋金元时期，出现了很多豪富的大盐商，元诗写到"主人扬州卖盐叟，重楼丹青照窗牖"，就是描写扬州盐商豪奢的生活。

历代君主都重视食盐的专营，就是因为盐在人们生活中拥有重要的地位，控制食盐就会巩固统治。《尚书》里记载了这样一个故事：古代商朝的君主武丁很想请一位叫傅说的人出来做他的宰相，就赞美他说"若作酒醴，尔惟曲蘖；若作和羹，尔惟盐梅"，这里所说的梅，当时是当作醋来使用的。武丁这几句话的意思是：你的才干多么突出啊——假若是作甜酒，你就是那关键的曲和蘖；假若是做羹汤，你就是那必不可少的盐和醋呀！

盐能调百味，大到宴席上的燕翅鲍鱼，小到佐粥的泡菜，都离不开盐的佐料。所以高明的厨师最懂得放盐，若不用盐而烧制出有咸味的食品，更是肴馔的高手。《射雕英雄传》有一回描写洪七公、郭靖、黄蓉和欧阳锋、欧阳克父子一起被困在孤岛上，黄蓉被逼给欧阳父子做饭，洪七公因遭暗算气不过，背着他们在烤野兔上撒了一泡尿，烤熟后叫黄蓉拿给欧阳锋吃，没想到欧阳锋吃得连连叫好，直夸黄蓉手艺好，不用盐居然能烤出有咸味的兔肉来。

盐不仅是重要的调味品，也是维持人体正常发育不可缺少的物质。食盐的主要成分是氯化钠，它可以调节人体内的水液平衡，维持细胞内外的渗透压，参与胃酸的形成，促使消化液的分泌，还能增进食欲。管子说"无盐则肿"（《管子·轻重篇》），这是最早记载食盐的保健功能的文字。《饮膳正要》载："盐，味咸温无毒，主杀鬼蛊邪疰，吐胸中痰癖。"古时用盐汤探吐，治疗食积痰涎，叫"盐汤探吐方"，《备急千金要方》

等书多有记载。近代著名医家程门雪先生曾经指出，妇人妊娠，病小便不利，如是宿食化热的情况，可以用盐汤探吐，"上窍开则下窍利"，审证精当，颇显大家风范。

盐有很好的保健功能，把盐炒热放在布袋里热敷，可以治疗风湿关节不利等疾病。古时，还用盐水漱口，清洁口腔，现在也有人提倡刷牙时在牙刷上撒盐，其实牙膏已经有相应的功能，直接用盐刷牙，反而会损伤牙龈，正确的方式是在饭后用淡盐水漱口。近年从日本开始流行的沐浴盐具有消除疲劳和美容的功能，不过超市出售的沐浴盐比较贵，平常在浴缸内的热水中加入一些食盐，沐浴后同样可以达到令人满意的舒缓效果。

总之，饮食中不能少盐，俗话说"宁可居无肉，不可食无盐"。但是盐也不能过食，"咸能胜血"，食盐过多对肾、心血管都有损害。任何事物都要适度，作为百味之首的盐尤其如此，我们对盐要有一个全面的认识，既要能品得苏轼曾赋诗感叹的"闻韶忘味，解忧唯盐"的意味，又要有健康营养意识，了解盐的正确摄入方法。

豆

豆，甲骨文写作𠠊，金文写作𠠊，像器皿之形。《说文解字》曰："豆，古食肉器也。"因此，豆的本义是指古代一种盛食物的器皿，形似高脚盘，最早出现于新石器时代晚期，多用于祭祀。《尔雅·释器》中有"木豆谓之豆"，郭璞注"豆，礼器也"。《诗经·大雅·生民》曰："卬盛于豆，于豆于登。"到了汉代，"豆"字又增加了一个新的义项，即指农作物大豆。清代段玉裁在《说文解字注》中引吴师道云："古语只称菽，汉以后方呼豆。"如《诗经·小雅·采菽》中有"采菽采菽，筐之筥之"的词句。有个成语叫"布帛菽粟"，帛指丝织品，菽即大豆，粟为小米，

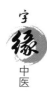

这个词语列出了古代生活中的四种常见物品，后来就用它来比喻极平常而又不可缺少的东西。

豆在生活中随处可见，也被人们赋予了很多美好的愿望。《封神演义》写闻仲与姜尚大战岐山，由于商朝军队得到申公豹一帮道友相助，西周军队渐渐不支。关键时刻，姜尚得到燃灯道人相助，撒豆成兵，反败为胜。"撒豆成兵"的典故在小说和戏文中便成了道家法术，寓意得道者多助。广泛流传的古诗《相思》云："红豆生南国，春来发几枝。愿君多采撷，此物最相思。"相思豆成为无数男女表达感情的信物。但此红豆并非日常使用的赤豆，而是海红豆，形状酷似心形，颜色鲜红，晶莹如珊瑚。在民间，相思红豆承载着人们的美好愿望——可使人情投意合，爱情顺利，百年好合。另有清朝富察敦崇《燕京岁时记》中"舍缘豆"一条，记载如下："四月八日，都人之好善者取青黄豆数升，宣佛号而拈之，拈毕煮熟，散之市人，谓之舍缘豆，预结来世缘也。"此处以豆结缘世人。俗语"种瓜得瓜，种豆得豆"则表现了农耕时期人们最朴质的需求。

大豆属一年生豆科草本植物，颜色有黄色、淡绿色、黑色，故又有黄豆、青豆、黑豆之称。因其营养丰富，被誉为"豆中之王"。黑大豆在大豆中可谓上品，既可养生保健，又可入药，祛病除疾。《本草纲目》中记载："大豆有黑、白、黄、褐、青、斑数色。黑者名乌豆，可入药及充食，作豉；黄者可作腐、榨油、造酱；余但可作腐及炒食而已。"中医学认为，肾为"先天之本"，主藏精，尚黑色，其味咸。而黑大豆味甘性平，归脾、肾二经，有补肾益阴、健脾利湿、清热解毒等功效，其补肾效果尤佳，故有"肾之谷"的说法。李时珍认为"常服黑豆，百病不生"，又说"服食黑豆，令人长肌肤，益颜色，填骨髓，加力气"。同时，黑豆对于治疗全身浮肿也有很好的疗效，《本草纲目》里记载："用乌豆一升，水五升，煮汁三升，入酒五升，更煮三升，分温三服，不瘥再合。"此方被已故国医大师裘沛然所推崇，他生前就很喜欢在水肿病人处方中加"黑豆"一味。

现代医学研究表明，黑大豆富含丰富的蛋白质、脂肪、维生素、微量元素等营养成分，可提高机体免疫力，还有降血压、降血脂、抗癌等功效。对于患有高血压、糖尿病、肥胖症、心脑血管疾病的病人来说，黑大豆堪称食疗佳品。另外，黑大豆中含有较多的维生素E，可抵抗肌肤衰老，故在养颜美容方面受到年轻女士的青睐。宋代著名的文学家苏轼就记述了当时京城里很多年轻女子为使容貌美丽而服食黑豆的情景。除黑豆外，黄豆、绿豆等豆类均有较高的营养价值。比如黄豆味甘性温，可宽中下气，调养大肠，消水胀肿毒。绿豆味甘性凉，有清热解毒之功。

大豆作为日常生活中必需的食物来源，它的营养价值日益为人们所重视，已成为家喻户晓的保健食品。人们用各种豆子煮粥，或做成糕点、豆制品等食用。中国作为大豆的故乡，有近百种豆制品的做法，其中，豆腐、豆浆等均是日常食用的美食。民间传说，战国时人乐毅性孝顺，父母喜吃软食，乐毅便用黄豆制成豆腐供父母食用。其父母每天食之，因得高寿。另有一说，西汉淮南王刘安崇尚神仙之术，天天服豆，希望可致长生。其母患病期间，刘安每天用泡好的黄豆磨豆浆给母亲喝，刘母的病很快就好了，从此豆浆就渐渐在民间流行开来。还是这个刘安，在淮南八公山上炼丹时，偶然将石膏点入豆浆之中，豆浆经化学变化成了豆腐，豆腐从此问世。这些虽然都是传说，但豆制品的养生功效却是备受认可。

在调味品中，豆制品也占有一席之地，豆豉就是具有中国汉族特色的发酵豆制品，是许多菜肴的重要调味料之一。豆豉在《汉书》等古籍中皆有记载，其制作历史可以追溯到先秦时期。豆豉作为家常调味品，适合烹饪鱼肉时解腥调味。作为中药，豆豉有疏风、解表、清热、除湿、祛烦、宣郁、解毒的功效。《肘后方》中提到："若初觉头痛，肉热，脉洪，起一二日，便作此加减葱豉汤。葱白一虎口，豉一升，锦裹，以水三升，煮取一升，顿服取汗。江南人凡得时气，必先用此汤服之，往往

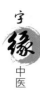
见效。"目前，豆豉的制作技巧也已经作为国家级非物质文化遗产（传统技艺类）得以保存。

讲了豆豉，就不能不提到东北常见的调味品黄豆酱，也称大酱，是满族传统美食。满族人做豆酱历史悠久，到了现在，在北方农村仍可以看到自制大酱的场景：在年前将黄豆洗净炸熟捣烂做成立方体的酱块，利用室内温度将酱块发酵。待到来年旧历四月十八前，取下酱块，刷净绿毛，掰成小块入缸，一层酱渣一层盐，再加入适量净水，天天日晒打耙。缸上边蒙一层纱布，防止刮风进入杂物灰尘。经过一个多月的日晒，酱色深红，即可食用。大酱制作简单又易保存很长时间，是一年四季中常食的佐料。春夏天小葱、小萝卜菜、香菜等各种野菜蘸酱食用，开胃爽口，凉拌黄瓜、茄子更是传统吃法，酱炖大骨头、酱炖茄子等都是地道的东北美食。

泥

提起"泥"，人们难免要皱一皱眉头，因为在日常生活中，这黏糊糊的东西实在不是一件赏心悦目的物什。即使在以丰富著称的汉语词汇中，和"泥"有关的词——不管取的是"泥"的本义还是引申义——都多半没有好的寓意，如"拖泥带水""泥古拘方""泥猪疥狗""和稀泥"等。可见，古往今来，"泥"基本上是难登大雅之堂的。

泥，从水，尼声，小篆写作𤄷，指和着水的土。《周易·震卦》有"震遂泥"之语，唐代易学大师李鼎祚引三国虞翻的话释为"坤土得雨为泥"，意思是天降雨，土合水为泥。可见，土与泥在本质上是很接近的两个事物。

依据中医五行配五脏的理论，脾胃属土，性气与土性相同，因此从药理上说，土可补养脾胃。泥既然是和了水的土，那么它也必然兼具土性。这样说来，日常生活中常常让人皱眉头的泥巴，其实具有不可小觑的补养脾胃、治病疗疾的大功效呢！关于这一点，历代医家都很重视，因此，古来药方，特别是治脾胃病的方子中，常用泥土入药。李时珍在《本草纲目》中论及泥土与人体的关系时，有"诸土皆能胜湿补脾"之说，意思是脾属土，自然界的泥土与人体的脾胃"同气相召"，所以泥土有燥湿健脾的功效。凡是与脾胃有关的疾病，往往可以用泥土配合其他药物进行治疗。

就像草药具寒、热、温、凉四性一样，泥土也因其来源环境的不同而各具不同的偏性，古人说"土地各以类生人"，"各以类治病"，就是这个道理。古代医方中，用来治病的泥土真可谓五花八门，有些是人们耳熟能详的，如温泉泥、灶心土、黄土，有些则相对比较生僻，如东壁土、燕窝土、蜂窝土等，名字听上去都很新奇有趣。

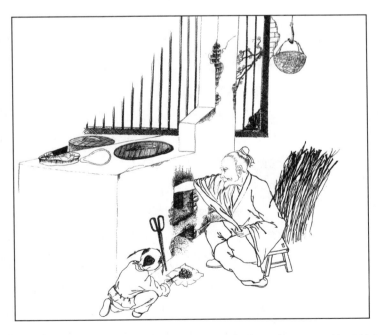

以灶心土为例，这种土又名伏龙肝，或称釜脐下墨。曾经热播的韩

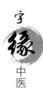

剧《大长今》中有一个情节，讲述长今代替师父韩尚宫与阴险的崔尚宫进行宫廷厨艺竞赛，比赛非常激烈，最后长今凭借一盘伏龙肝烤土鸡得以险胜。观众看时可能觉得非常惊险，都替长今捏一把汗，但对伏龙肝究竟是什么却未必晓得，其实它就是灶里正对锅底的黄土，而且是专烧柴草的灶内中心的焦土。李时珍《本草纲目》说，灶心土味辛、微温、无毒。因为味辛，所以用它裹在鸡的外面进行烘烤，烤出的鸡肉会带一点淡淡的辣味，才让《大长今》中的王上吃得击节赞赏。而且灶心土是一味很好的中药，具有温阳健脾止血之功效，可治疗小儿夜啼、冷热心痛、腹满烦闷、食物中毒等。至于这种极为普通的灶心黄土为什么又有一个威风凛凛的"伏龙肝"的别名，《本草纲目》引南北朝时期本草学家陶弘景的话说："伏龙肝，此灶中对釜月下黄土也，以灶有神，故号为伏龙肝。"

古代名方"黄土汤"即以灶心土为君药，配伍附子、白术、阿胶等，组成温阳止血之剂，治疗因脾阳虚不能统血引起的大便下血、吐衄、崩漏等症，极有疗效。古代不乏用黄土汤治疗疾病的精彩验案，如《宋史·钱乙传》载："……皇子病瘛，乙进黄土汤而愈。神宗召问黄土所以愈疾状，对曰：以土胜水，水得其平，则风自止。帝悦，擢太医丞，赐金紫。"意思是说，宋神宗的幼子得了惊风痉挛之疾，群医束手，钱乙经过诊查，给皇子服用黄土汤，疾病立刻就好了。神宗问为什么灶心土能治皇子的病，钱乙回答说，因为土能制水，水生木，水被制，风木就不能妄动，抽搐就止住了。皇帝听了这番回答，非常赞赏，破格提拔钱乙为太医丞。钱乙凭借着"黄土汤"的神奇妙用，从此名声大噪，成为古代著名的儿科医生，流传青史。只不过，现在家庭改用煤气烧水做饭，故而伏龙肝这味中药的药源日渐稀缺，中医临床上多以红砖作为替代。

再如燕窝土，是指燕子筑巢所用的土（这与食品燕窝不同，后者专指金丝燕以其所吞下的海藻及未消化的小鱼虾等混合唾液筑成的巢）。燕子选土，既黏又细，其中还混合了燕子的唾液。燕窝土性寒味甘，能清热解毒，是外科良药。加水调成糊状外敷，可以治疗湿疮、黄水疮、头疮、口角炎、风疹、瘾疹等。又如东壁土，是指古旧房屋东边墙上的土，味甘，性温，无毒，可治突然心痛、吐泻烦闷、药物中毒、目中瞖膜等症。又如蜂窝土，是指细腰蜂的巢，味甘，性平，无毒，可治难产、肿毒、疔疮等症。

除了治疗疾病之外，泥土还是很好的天然美容佳品。现在，中国、日本、土耳其等很多国家都有专门进行泥疗的旅游胜地。市面上也有各种名目的"美容养颜泥"出售。我国的五大连池是著名的火山风景区，除了景色秀丽之外，这里的淤泥中蕴含着丰富的矿物质，可以促进人体表皮细胞的再生，不仅可以让皮肤变得光滑细腻，甚至还可以治疗牛皮癣、湿疹等外科顽症。

不用花钱的泥土竟有这么大的效用。古人有言"远取诸物，近取诸身"，只要留心，平时被忽略的身边平常之物，可能都蕴藏着意想不到的奇妙价值，我们脚下的泥土即是一例。

豕

甲骨文"豕"作𤣥，刻画的是猪长而大的嘴、滚圆的肚子和短小的尾巴，形象地勾勒出"猪"憨厚的外形特征，生动而有趣。《说文解字》中言："豕，彘也。竭其尾，故谓之豕。象毛足而后有尾。"彘，甲骨文为𤞞，由"豕"和"矢"组成，指的是被箭射中的野猪。而"竭其尾"则指出了"豕"的最大特征——尾巴极短。甲骨文中的"犬"𤝗（狗）与𤣥字形非常相似，仅在尾部的长短和形状上有微小差别。"豕"尾巴下垂，身子更肥；"犬"则尾巴向上更卷一些，身子也偏瘦些。《尔雅·释兽》中有"豕子，猪"，即将小猪称为"猪"。其"猪"与现在我们所使用的汉字"猪"的字形区别就在于两个偏旁，即一个为表示猪的"豕"，另一个

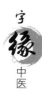

则是反犬旁，有学者推断，这很可能是由于字形的相似而在文字传写过程中两字混淆而造成的。

　　人类文明的早期，野猪是人们狩猎的主要对象，野猪的形象在六七千年前的新石器时代的黑陶上就出现了。语言学上，人们早期对野猪的认识也有体现。汉字中如"坠"（繁体作陸），表示的是"豕"落下陷阱的情景。成语有"狼奔豕突"，描写的也是围捕野猪等猛兽的早期样态。但随着人类文明的进步，猪从野生状态转变为可供人们豢养的家畜，它在人们社会生活中也占据越来越重要的地位。《左传》中"豕"出现了七处，既有表示田猎对象的野猪，也有表示与牛、羊、鸡、狗并列的家猪。《说文解字》中提到了各种与"猪"有关的字，甚至有分别表示猪有几个月大小的不同的字。值得注意的是，语言学中认为，"对于某一事物的命名越详细，就越能证明该事物在其文化中的重要性，因该事物的不同性质将会决定人在生产活动中应当采取什么样的相应措施"。由此可知，先民们对与生活密切相关的猪的各种名称的规定是毫不奇怪的。而其中还有许多字一直沿用至今，比如"豚""家""逐""豢"等，这些字也都反映出了"猪"从人们狩猎的野生动物转变成为家畜后人们认识的变化。从"家"字来看，"豕"反映的是猪在一个家中的重要地位，"古代，猪是财富的标志。屋里有猪，能饲养猪，是一个家庭的标志，也是家当的象征。……能有栖身之处未必有家，有家者必须有猪，猪是奴隶社会里私有财产的一部分"（陈伟湛《古文字趣谈》）。原来，"家"的原本含义是由呈现出家庭经济状况的猪来表达的。

　　值得一提的是，中医学对猪肉也有药用价值的认识。中医认为，猪肉性甘，味平，是培补脾胃的佳品。"豕"的药用价值在两方面：一是"豕膏"，即猪脂，俗名猪油。《内经》载："痈发于腋下……涂以豕膏，六日已。"中医认为，痈疽多是肺经热盛，毒聚于局部所致，而猪脂味甘，性微寒，可以泻肺经之积热。后世用猪脂做膏药，也是由此演变而来。笔者外祖母祖上曾经传下一秘方药膏，专治痈疖疔毒、无名肿痛，涂上之后，当日见效，据长辈说，就是由放置十年以上变质的猪油做成，可能是起到凉血散血、以毒攻毒的作用。张仲景《伤寒论》中有一个重要的方子——猪肤汤，用来治疗下利、咽痛、心烦胸满的病证。这个方子是用猪肤、白蜜、米粉共同煎煮，达到退虚热、健脾胃、止利除烦的目的，是《伤寒论》中的经典名方。

"豕"的药用价值的另一方面就是"豕汤"，即猪肉汤。其性味与豕膏类似，中医用治肺燥伤津咳嗽，效果很好。现代临床有一类患者，因为冬天长期处在办公室的空调风里，犯了冬季养生"头凉脚热"的大忌，加上不注意多饮水、多运动，久而久之，"上受邪，肺受之"，肺津被烁，就会出现咽喉干痒，咳嗽痰黏的症状。这时以猪肉熬汤，撇去浮油，咸淡适宜，趁热小口喝汤，可以收到很好的治疗效果。

羊

羊，甲骨文字形为 Ψ，金文中的字形为 Ψ，描画的是一个羊头的形状，突出表现了羊角向下弯的特征。篆体中"羊"字的字形则变为 $\mathbf{羊}$，现代汉语中"羊"的字形即是据此而来。《说文解字》中许慎解"羊"字为："羊，祥也。从 $\mathbf{羊}$，象头角足尾之形。"王国维在《观堂集林》中曾言："祥，古文做羊。"孙诒让在《墨子间诂》中也说:"《说文解字》云：羊，祥也。秦汉金石多以羊为祥"。由此可知，"祥"应该是"羊"的后起分化字。羊字初造时，除了表达"羊"这种牲畜外，还含有"吉祥"之意。《周易·兑卦》里记载"兑为羊"，孔颖达疏"王廙云：羊者顺畜，故为祥也"。许慎之意大约同此，羊之字形刻画的是羊这种动物的头、角、足、尾，而其吉祥之意则是由羊这种动物的柔顺之性引申而来。字义的引申过程事实上能反映出古代人思维能力的发展过程。"羊"字的意义从简单地对动物外部的形态描述到反映先民对这种动物的文化理解，便是形象思维到抽象思维的转变，也是人类文明的不断进步。

许慎在注"羊"部字时反复提到"美、善、羲皆同意"，这是因为它们皆"从羊"。"羊，祥也"，羊的这种独特内涵延伸到了古人对于审美、道德规范的文化理解，从而使得"美、善、羲"皆同意。在古文献里，羊常常被描述为具有各种美德的义畜。《诗经·小雅·无羊》里说："尔羊来思，其角濈濈。"郑玄笺注言："此者美畜产得其所。"关于"美"字的文化阐释主要有两种，一种说法为"羊大为美"，一种为"羊人为美"。前者之美的理解，源于古代先人们味觉食欲的体验。《说文解字》曰："美，甘也。从羊大。羊在六畜主给膳也。美与善同意。"许慎认为，"美"字是个会意字，与羊的膳食功能有关。段玉裁之注曰："膳之言善也。羊者，祥也。故美从羊。"后一种"羊人为美"之说法则源自《说文解字》中对"大"的解释，即"大，天大，地大，人亦大焉，像人形"，故而有观点认为"美"字字形是一个人披着羊皮而舞，取其形态动作之美意。暂时不考虑这两种说法的争议性，我们可以推断的是，我们的先祖最早对于"美"的认识都是从"羊"这种牲畜产生的，无论是其带来的味觉感受还是视觉感受都具有美好的性质。并由此衍生出除了具体事物之外的，对人们的言行举止美好的判断，即"善"。《国语·晋语一》记："彼将恶始而美终，以晚盖者也。"韦昭注："美，善也。……言以后善掩前恶。"由此可见，"美"和"善"在古代汉语中是互训的。

羊，不仅味道甘美，对人体也有奇妙的药用功效。早在《山海经·西山经》中就有关于羊脂用于治疗皮肤皲裂的记载。《素问·脏气法时论》中也有"五畜为益"，即认为牛、羊、鸡、犬、豕等牲畜都是具有补益功效的食品。李时珍在《本草纲目·兽部》中几乎收入了羊身体上所有的部分，如补气的有羊肺、羊肚、羊心，补血的有羊肝、羊髓、羊血，补阴的有羊乳、羊肾、羊胫骨，补阳的有羊肉、羊睾丸、羊脂等。总体而言，羊肉性温味甘，益气血，补虚劳，温煦体内阳气，对身体有滋养强壮的作用。《金匮要略》中更有一个经典的药方——当归生姜羊肉汤，如今可以作为体质虚寒之人的食疗补品。当归补血活血，生姜温中散寒，羊肉温热补虚，故而三者配伍起来具有温中补血、祛寒止痛的作用，特别适合于虚寒怕冷的产后妇女及年老体虚的人群。

兰

　　兰，旧写作 蘭，《说文解字》说："兰，香草也。"《易经》里有"其臭如兰"，古代"臭"并不单指难闻的气味，而是统称气味，"其臭如兰"是指气味如同香草一样美好。经我国兰花专家吴应祥先生考证，我国古代的兰主要是指是菊科的泽兰和佩兰，而幽兰、春兰与我们现在的兰花相类。大约在唐朝，兰花作为观赏植物进入了宫廷和文人墨客的庭院。自宋代开始，兰蕙则单指兰科植物的地生兰，也就是我国的十大名花之一"蕙兰"。

　　我国关于"兰"的记载可以追溯到2500多年前，《诗经》中有"溱与洧方涣涣兮，士与女方秉蕑兮。"据《毛传》，"蕑"即"蘭"，诗句中描写年轻男女到河边春游，相互赠送香草表达爱慕之情。

　　《楚辞》中的兰象征着文人的高贵品格，互相赠送和携带香草的习惯则是这种寓意外化的表现，是文人自我激励和互相勉励的方式。孔子在《孔子家语·在厄》中提到，"芝兰生于深谷，不以无人不芳；君子修道立德，不为穷困而改节"，突出了兰品行高洁，处幽境而吐香，不惧严寒酷暑的特点，让文人墨客歌咏传颂。他们将兰比拟自身，更将其入诗入画，于是兰又被称之为国画四君子之一。历来画兰花不称画，而说写，这是因为画兰花是以中国书法为功底，观叶重于观花。人们欣赏这些以兰花为主题的国画时，往往看重其书法的功力，并通过笔墨写兰的水平欣赏画者表现出兰的多少精髓。在众多写兰的名家中，宋末元初的郑所南尤为著名。他的《墨兰图》浓墨写叶，寥寥数笔，雄健沉稳。宋亡以

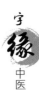
后，画兰不画根土，意寓宋土地已被掠夺，而郑氏所创作的兰花的不屈、高昂的风骨跃然纸上。

《孔子家语·六本》曰："与善人居，如入芝兰之室，久而不闻其香，即与之化矣。"这是告诉我们要谨慎选择交往的对象，也反映出兰作为家庭装饰观赏植物由来已久。南宋的赵时庚于1233年写成的《金漳兰谱》可以说是我国保存至今最早的一部研究兰花的著作，是书为上、中、下三卷，介绍了漳州、泉州等地32个兰花品种。时光荏苒，兰花的观赏与种植如今已经成为一门艺术——兰艺。兰花名品大受欢迎，兰也渐渐进入了家庭装饰之中。值得一提的是，我们家中常见的君子兰是石蒜科君子兰属的观赏花卉，吊兰是龙舌兰科吊兰属植物，均因花叶形似兰花而用兰之名。

《本草纲目》记载的"兰草"与现代中药"佩兰"功效一致。佩兰是一种菊科植物，它的茎叶入药，气味芬芳，可以化湿醒浊，是解暑的要药。《内经》里记载："有病口甘者……治之以兰。"就是说口中自觉时有甜味，中医认为是脾气郁滞，津液不布，上溢于口，用佩兰治疗，芳香避秽，功效最好，后世名曰"兰草汤"。治疗湿病常以藿香、荷叶、厚朴与佩兰合用。近年有人用佩兰提炼的成分加入口香糖治疗"口臭"，不失为一种很好的方法。《离骚》作"纫秋兰以为佩"。古人认为佩戴兰一类的香草是高雅之事，其芳香解暑的功能又被制成独具特色的香囊发挥装饰与避秽的作用，马王堆汉墓出土的文物中就有内装佩兰的香囊。将佩兰放入香囊内佩带，具有芳香化浊辟秽的功效，可以预防多种呼吸道疾病。《楚辞》有"兰膏明烛"的句子，彼时用佩兰炼成的油脂燃灯，有芬芳的香气，这也许是香气治疗法的开端。

现代人早九晚五，忙忙碌碌，社会压力大，临床上可见愈来愈多的失眠、偏头痛患者。这种情况下，苦练内功的同时，于床头案几上，置一盏泽兰精油灯，袅袅的香氛能起到宁摄心神、提神醒脑的作用，对人体大有裨益。而在纷繁的世界中修炼兰一样的品格，对于我们待人处事也极有帮助，这样，兰的幽香才会始终萦绕于我们心头。

醋

醋，篆文为 ，由表示酒的"酉"和表示过去的"昔"构成。"醋"的字形在甲骨文和金文中都没有发现，但有与醋有着密切联系的"酢"。金文的"酢"作 ，从酉，作声。汉代的启蒙读物《急就章》里有"酸咸酢淡辨浊清"的句子，唐代的经学大师颜师古注为"大酸曰酢"，而北魏《齐民要术·作酢法》中则更清楚地说道："酢，今醋也。"可见"酢"与"醋"同。

从"醋"及"酢"的字形中可以看出，醋与"酒"（酉）有着密不可分的关系。古人很可能是在日常生活中发现陈年的老酒会变化成为带有酸味的液体，进而又发现这是一种可以用于烹饪、调味的酸味液体，所以最早的醋很可能就是变质了的酒。关于醋的起源，就有醋是由杜康创造的传说。据说，杜康在发现了酒的做法后常常把酿酒后的酒糟都扔掉，长久以后，越扔越多，杜康便觉着非常可惜。于是某日，杜康把积攒的酒糟装在一个缸内，并加入了一些水。过了二十一天后，杜康发现缸内开始有了香味，于是他打开缸并品尝了一下缸中的糟汁，发现味道又甜又酸，既不是酒味又很特别，于是他把其中的汤汁提取出来保存起来，并尝试着把它当做调味浆使用。久而久之，杜康试着把这种调味浆卖给其他人，没想到很受大家的欢迎，生意也越做越大。这时，杜康觉得应该给这种调味取一个正式的名称，他想到自己是在第二十一天的酉时发现的这种调味浆，于是把"酉"和"二十一日"结合起来，便成了"醋"字。

《说文解字》中将醋之字义释为"醋，客酌主人也。从酉，昔声"，即表示客人用酒回敬主人。《玉篇》中也认为："醋，报也。进酒于客曰

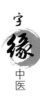

献，宾还酌主人曰醋，主人又自饮以酌宾曰酬。"宋代官修之韵书《广韵》亦有记载："主答客曰酬，客报主人曰酢。"可见，醋在古代有动词的意思，表示客人回敬主人以酒的意思。

语言学家认为，东汉以后，醋之字义多为调味品。事实上，中国是世界上最早发明醋的国家，公元前8世纪的西周已经有了醋的文字记载。春秋战国时期，出现了专门酿醋的作坊。到汉代时，醋才开始大规模生产。南北朝时，著名的农业专著《齐民要术》系统地总结了我国从上古到北魏时期的制醋经验和成就，书中共记载了米酢法等20多种制醋方法。现在山西等地的农村还保留了古老的酿醋方法。他们在称作"甏"的酿醋容器的靠近底端的壁上开一小孔，用塞子塞住，将醋料投入甏中，把高粱和醋饭混合而成的"醋浆"作为醋母，等发酵后，慢慢从甏上淋水，拔去孔上的竹塞，醋就酿成了。

醋在古代不仅是一种调味品，人们在治疗疾病时也常常使用。事实上，医学的早期状态与"酉"（即酒）有着相当紧密的联系，医的古字就为"醫"。《说文解字·酉部》言："酒所以治病也。"作为由陈酒变化而来的醋，中医亦未忽略其药用价值。《本草纲目》中详细记载了醋的种类，并在多处论述了醋的药用价值。《本草纲目·卷二十五中》写道："（醋）释名：酢、醯、苦酒。陶弘景曰：醋酒为用，无所不入，愈久愈良。亦谓之醯，以有苦味，俗呼苦酒。丹家又加余物，谓为华池，左味。"认为醋就是一种苦酒，越陈越好。又说"刘熙《释名》云：醋，措也。能措置食毒也。古方多用'酢'字也"，又提出醋具有"解毒"作用。此外还提出"恭曰：醋有数种，有米醋、麦醋、曲醋、糠醋、糟醋、饧醋、桃醋、葡萄、大枣、婴奠等诸杂果醋"，列出了醋的各种种类。而《本草纲目·卷四十五》中又文"散诸热，治胃气，理经脉，消食，以醋食之"。清代王士雄也在其《随息居饮食谱》中记述了醋相同的医学功效："醋温。开胃，养肝，强筋，暖骨，醒酒，消食，下气，辟邪，解鱼蟹鳞介诸毒。陈久而味厚气香者良。"据考证，《伤寒论》中著名的方子"苦酒汤"中的"苦酒"就是古代的醋。苦酒汤由半夏、鸡蛋清、苦酒三味药组成，用来治疗"咽中伤，生疮，不能语言"的疾病，类似现在的重症咽炎。平常生活中如果喉咙痛，含一大口米醋，慢慢地咽下，也有很好的治疗效果。张仲景《伤寒论》中还有"猪胆汁方"，即用醋调和诸药以排宿便。

现代科学亦证实，醋具有分解蛋白质的作用，对保持人体健康及治疗高血压、皮肤病、感冒、脱发等有着特殊功效。不过食醋不是多多益善，过量服用会导致胃部不适，尤其是胃溃疡患者更要注意。

俗话说，开门七件事——柴米油盐酱醋茶，醋在我们的日常生活中有着重要的地位。不仅如此，醋在我们的社会生活中还有独特的文化隐喻。相传，唐太宗李世民赏赐了大臣房玄龄两个美女，没想到房玄龄不敢接受，原来他夫人是有名的妒妇。皇上故意吓唬房夫人说，如果不同意丈夫纳妾，就赐她饮毒酒。房夫人是火爆脾气，夺过酒壶就喝，没想到却是一壶醋。我们现在常用"吃醋"来表达感情生活中的妒忌之情便是由此而来。此外，唐朝时还有将文人称作"措大"也作"醋大"的。据苏鹗《苏氏演义》言，此称谓来源有几种说法："一云郑州东有醋沟，多士流所居，因谓之醋大。一云作此'措'字，言其举措之疏，谓之措大。此二说恐未当。醋大者，或有抬肩拱臂，转攒眉蹙目，以为姿态，如人食酸醋之貌，故谓之醋大。大者，广也，长也。篆文大字，象人之形。"由此，读书人与醋的酸腐之味发生了想象的联接，"穷酸秀才"和"酸文假醋"的读书人形象深深地扎根于中国老百姓的文化心理当中。

枣

枣，金文写作 ✳，是由两个 ✳（朿）组成。许慎在《说文解字》中认为："朿，木芒也。象形。凡朿之属皆从朿。"朿，即树木的荆刺。从构字来看，"枣"的古字强调的是枣树带刺的形态。另一个与"朿"有关的

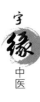

"棘"字与"枣"也有着紧密的联系。棘是丛生灌木,多刺。棘结实少,小而酸,也称山枣、野枣、小枣、酸枣。枣其实是由"棘"培育而成的。"枣"与"棘"皆从"朿"。

清代桂馥在《说文解字义证》的"棘"字下引证宋人沈括语:"枣、棘皆有朿。枣独生高而少横枝,棘列生卑而成林,以此为别。其文皆从朿,音刺,木芒也。朿而相戴立生者枣也,而相比横生者棘也。不识二物,观文可玩。古人制字之妙义如此。"此处认为,"棘"表述的为横生样态,"棗"(枣)则表述的是枣树的竖长样态,并惊叹先人形象精准地反映出两者区别特征的造字之妙。棗字到了楷书阶段字形才变化为现在一直沿用的枣,用表示相等的〿代替了原来的朿。《说文解字》中解该字为:"枣,羊枣也。从重朿。"

枣很有可能起源于中国。据考证,枣树在中国的培育已有四千多年的历史。相传,黄帝曾在中秋时节带领族人到野外狩猎,行至山谷时,甚感饥渴疲劳。就在此时,突然发现半山的几棵大树上结着诱人的果实,连忙命属下采摘下来。谁知此果味道酸中带甜,分外解渴,吃完也觉得疲劳顿消,大家都连连称赞。品尝结束后,大家请黄帝为此无名之果赐名。黄帝说:"此果解了我们的饥劳之困,一路找来不容易,就叫它找吧!"后来仓颉造字时,用刺的偏旁叠起来,创造了"枣"字。

"枣"不仅在我们的饮食生活中非常普遍,还在传统文化中蕴涵着特殊意义。古代文献中关于枣的传说更多的是与延年长生的成仙"遐想"联系在一起的。《史记·封禅书》记载,方士李少君对汉武帝称,曾经在海上见过一位叫安期生的神仙,他"食巨枣,大如瓜"。而在专门收录先秦至北宋初年笔记传奇的《太平广记》中更是有不少故事反映出大枣具有"不死""成仙"之妙用。在《西游记》第七十九回中也有载:"寿星笑道:'我因寻鹿,未带仙药。欲传你修养之方,你又筋衰神败,不能还丹。我这衣袖中,只有三个枣儿,是与东华帝君献茶的,我未曾吃，今送你罢。'国王吞之，渐觉身轻病退，后得长生者，皆原于此。"除此之外，《水浒传》第四十二回中也有大家熟知的九天玄女赐宋江仙枣的故事。值得一提的是，有关枣的"仙气"传说主要在古代的渤海湾之地蔚然成风，而此处也正是求仙访道文化的集中地，如蓬莱、秦皇岛等（张华松《枣与方仙文化》）。抛去枣中所蕴含的方仙文化，可以肯定的是，从生活实践经验中获取知识的先人们对大枣的食用价值是非常认可的。

除了枣的食用价值外，古人们也很早就发现了枣的药用价值。《山海经》中就有巫医用野枣或枣治疗病痛的记载。《山海经·西山经》载："不周之山……爰有嘉果，其实如桃，其叶如枣，黄花而赤，食之不劳。"书中另一处则有"符禺之山……其上有木焉，名曰文茎，其实如枣，可以已聋。"日本学者伊藤清司说："六朝以来，枣就作为主治耳聋的药物，这在六朝以后的医药书中屡屡出现，如《名医别录》《药性本草》中，都记载荣荑（蜀酸枣）能治疗各种听觉障碍，《食疗本草》也列举甘枣为治疗耳疾的药物。"（伊藤清司《山海经中的鬼神世界》）从秦汉时期《尔雅》《内经》中对枣的记述，到北魏《齐民要术》中所论述的枣，都提及其药用价值。而唐宋时期的医书中也对枣有详细记载，如《备急千金要方》《本草衍义》等。明代《本草纲目》则更完备地将枣作为中药的性味和疗效予以了界定。

在《太平广记·二百七十八卷·崔万安》条中记载了这样一个与枣的药用有关的神仙故事："江南司农少卿崔万安，分务广陵。常病苦脾泄，困甚。其家祷于后土祠。是夕，万安梦一妇人，珠珥珠屦，衣五重，皆贝珠为之。谓万安曰：此疾可治。今以一方相与，可取青木香、肉豆蔻等分，枣肉为丸，米饮下二十丸。又云：此药太热，疾平即止。如其言服之，遂愈。"诚然，中医中的"枣"具有补中益气的作用，能养脾气、平胃气，对于消化系统有着独特的补益作用。

在这里介绍两个食疗方。将适量红枣去核，用文火烘干研末，每日

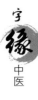

早晚各服一次，就能治疗如前述神话故事中的"脾泄"，即脾虚引起的大便溏泄之症。此外，红枣还有补气养血的功效，气血虚弱之人可以取干红枣 30 枚，加水适量，文火煮至水干，放凉后加点冰糖，早晚食用，口感和疗效俱佳。同时，大枣也可以与补气的黄芪、人参或补血的当归等做成药膳服食。

总之，带刺的"棗"已从"仙"境遗落凡间，成为人们生活中一颗闪光的"红宝石"。

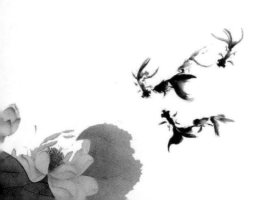

第六单元

未病先防

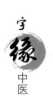

精

精，金文作𤕨，左为𤐬，右为𤕣，而小篆文为精，承续了金文之字形。《说文解字》中释该字为："择也。从米，青声。""米"为形旁，"青"是声旁，意指经过筛选的上等稻米。《论语》中孔子有"食不厌精，脍不厌细"，此中"精"之含义与《说文解字》中的释义相近。而《楚辞·离骚》"折琼枝以为羞兮，精琼靡以为粮"中，其"精"之意可结合"粮"（东汉王逸注为粮）字勾勒出《说文解字》中精字之"择"及"从米"的含义。之后，随着文化的发展，精之本义被引申，认为凡物之纯净无杂质者皆为精。如老子在《道德经》第五十五章有："含德之厚比于赤子。蜂虿虺蛇不螫，猛兽不据，攫鸟不搏，骨弱筋柔而握固。未知牝牡之合而全作，精之至也。"此中之"精"，强调其纯粹本质。以此类推，他"精华"，人的"精神""精液"等。

概括而言，精字的传统意义一般包括以下两层含义：一为物质之精，即构成天地宇宙的一种基本物质。如《管子·内业》说"凡物之精，此则为生，下生五谷，上为列星"，《周易·系辞下》的"男女构精，万物化生"。在古代先贤的传统认识中，"精"首先是一种物质存在，是天地间各种"物"的客观本质。《吕氏春秋·下贤》篇中曾言："精充天地而不竭，神覆宇宙而无望。"这里"充天地而不竭"道出的是精之基本属性，这种属性显得莫测而又奇幻。古代社会对世界本质的追问因为观察力的有限性而使得想象的色彩浓厚，但不能否认的是，这种想象力背后是对世界客观本质的肯定和追索。精之另一层含义则正是表达的纯粹和优良。《广韵》言："精者，明也，正也，善也，好也。"马王堆汉墓出土的简帛《十问》说："天地之至精，生于无征，长于无形，成于无体。得者寿长，失者夭死。"指出这种纯粹之"精"是宇宙中不可或缺的精华、精微物质。而《吕氏春秋·尽数》亦说："精气之集也，必有入也。集于羽鸟，与为飞扬；集于走兽，与为流行；集于珠玉，与为精朗；集于树木，与为茂长；集于圣人，与为夐明。"指出精气是宇宙万物及人的生生之气，是天地所有生生之物的本质。综合上文，"精"字之义引申大抵如此。

中医学中，"精"字的运用来源于人们对于生命繁衍活动的认识。男女身体内排泄出不同的液态物质相结合，便产生出一个新的生命体，这种液态物质自然被认为是人体中最为精粹、纯正的生命之源。《灵枢·决气》言"两神相搏，合而成形，常先身生，是谓精"，《素问·金匮真言论》中的"夫精者，身之本也"都是这层含义。在此基础上，中医学将精之概念与古代哲学上精之物质概念相结合，泛指人体内构成和维持生理活动的所有精微物质，包括精气、血、津、液等，并将其内涵扩大化，认为精包括先天之精和后天之精。禀受于父母，而归藏于肾者，谓之先天之精；由饮食化生的精，称为水谷之精，即后天之精。饮食入胃，经过脾胃运化，输布到五脏六腑而成为五脏六腑之精，以维持其生理活动，而其盈者则又藏于肾中。因而，中医学认为，在后天之精的生理活动中，脾胃是发挥生成作用的主要脏器，而肾则是起储藏作用的重要脏器。两者相互依存，相互促进，借以维持人体之精气充沛。肾中储藏的先天之精和经脾胃化生的后天之精，既藏守又输泄，供人体循环使用，如此循环往复，构成体内精的生理活动。

还值得一提的是，中医学理论中的"精"，既指人体极富营养及繁衍生命的液态之"精"，又有以气的状态存在的"精"，这部分"精"又称为"精气"。《素问·阴阳应象大论》即指出，"气化生精"，"精化为气"。在生命活动中，精与气之间不断地相互转化，有形之精可转化为气，无形之气亦可凝聚为液态之精，这就是中医理论中"精气互化互生"的理论。

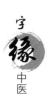
气

甲骨文写作三，由上下两长横和中间一短横组成。《甲骨文字典》中言："'气'象河床涸竭之形，二（两长横）象河之两岸，加一（中间的短横）于其中表示水流已尽。"而于省吾先生根据甲骨卜爻辞考证，认为气在甲骨文中的主要意思为乞求、乞至和终止。至春秋战国时期，推测为了与数字"三"的字形相区别（甲骨文中"三"的上中下三横长短一致），将气字三横中的第一笔弯曲，写成了乞。发现于清代的春秋时期的"齐侯壶"铭文里有"洹子孟姜用气嘉命"的句子，其中的"气"字就写作后者。后气字在金文中写作气，至小篆，其字形变为气。许慎在《说文解字》中释其为"云气也"，而对云的解释为"雲，山川气也，从雨云"。段玉裁对"气"也注为"像云起之貌"。据此，我们也许可以将其篆文字形理解为描绘氤氲之气在山川间冉冉升起并涌动而形成云雨的过程。

日本著名汉学家赤冢忠通过对殷代甲骨卜辞的研究，认为殷商时期的"气"的概念原型是风和土，其源头是殷人对风神和土神的崇拜。他认为，古代殷人在发现风与草木作物等生物的生命状况密切相关后，便将风视为生命的主宰，认为它可以产生生命，也可以灭杀生命。又因为空中的风从四面八方而来，故将其看作是天之"气"，进而成为与生命现象密切相关的"气"的概念原型。土的作用与风在影响作物生长上是相同的。古人认识到土地是能生育草木作物的生命根源，故将其神化。之后将"气"发展为哲学概念的，是《国语·周语》中的伯阳父。伯阳父首次用"天地之气，不失其序"，"阳伏而不能出，阴迫而不能烝（上升）"的理论解释了西周"三川皆震"的现象。他认为天地之气运行有一定秩序，阴阳二气失调便产生地震。正是他首次将"阴阳"与"气"的概念相结合，来解释天地万物的生成变化，从而使"气"具有了哲学意义的新兴范畴。《荀子》《淮南子》中，"气"指的是构成天地万物的物质基质；而《孟子》养"浩然之气"中的"气"，指的是人内心中涵养着的、能给人以智慧的道德力量；《内经》中认为"气"是运动不息、无形有征的人类生命力的表现；而《春秋繁露》中的"气"则是天的意志的表现，神秘而崇高。

气的概念，在中医学中也得到了广泛运用，与"血""阴""阳"并列为中医最基本的概念。中医中关于气的概念有元气、卫气、营气、宗气等，如元气主要是指秉受先天而至精至微的组成人体生命的基本物质。中医学认为，人以天地之气生，四时之法成，人体的生命之气源自生命先天之精气、后天水谷之气和自然界的清气，并由肺、脾、肾三个脏器统管，其中肺为气之主，肾为气之根，脾胃为化气之源。气是维持生命活动的物质基础，在人体中发挥着推动、温煦、防御、固摄、营养、气化等功能。气也一直处于自我更新和自我复制的新陈代谢过程中，这种过程便是人体内的气化过程。《素问·阴阳应象大论》言"味归形，形归气；气归精，精归化；精食气，形食味；化生精，气生形……精化气"，认为气可化为形，形亦可化为气。这里的"形"可以是精、血、津液等物质，它们在气化的作用下生成、转化、利用和排泄。因而，气化运动是生命最基本的特征。

中医学认为，气虚体质之人表现出各系统功能低下，面色差，易疲倦，说话无力，稍微活动便气喘、汗出，舌质淡，脉象细弱等症状。此外，秉承"气为血之帅，血为气之母"的中医学理论也专门使用人参、黄芪、黄精等补气类的药物治疗血虚证，充分发挥气能生血、行血、摄血的作用，帮助人体内血液的生成和流动。

除了气虚对人体的健康有影响外，气在体内的升、降、出、入运动也是生命活力的重要体现。中医学认为，人体内由于气的升降出入运动带来诸如呼吸运动、水谷消化吸收、津液代谢、气血运行等生命的新陈

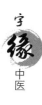

代谢。所以在人体生命过程中，"非出入则无以生长壮老已，非升降则无以生长化收藏"（《素问·六微旨大论》）。

总之，气是构成天地、组成人体的基本物质，它游离于天地却须臾不离，它潜藏在我们体内却暗流不息。

神

神，小篆写作 𥘲，为会意字。《说文解字》解此字为："天神，引出万物者也，从示申。""示"为祭祀所用之台，故用"示"作偏旁之字，其意皆与祭祀、礼仪有关。而申字，其本义是闪电，《甲骨文简明辞典》中言："申，象闪电之形，当为电之本字。"许慎在《说文解字》中释"虹"时也曾说："申，电也。"而《广韵》释神为："灵也。《周易·系辞》曰：阴阳不测之谓神。"从中也能见其字意中的玄秘性。

提起神，人们会自然想到天地万物的创造者，如"天神""神灵"等许多词语。《礼记·祭法》中说："山陵川谷丘陵，能出云为风雨，皆曰神。""神"还指知识渊博或技能超群的人，如"巧夺神工""神乎其神"等。比喻医术高明的人，也称"神医"，如华佗、扁鹊就是传说中的神医。形容某人智谋无穷，不可测度，称"神机妙算"，如《三国演义》第四十六回："瑜大惊，慨然叹曰：孔明神机妙算，吾不如也。"除此之外，"神"还有韵味的意思，如"神韵风骨""神韵神致""神韵趣旨"等。神还指表情、神色，如《红楼梦》中有一段描写贾迎春的文字说道："俊眼修眉，顾盼神飞。"

中医学中，"神"的含义有二：一是指自然界物质运动的变化及其内在规律，包括人体的生命活动规律。《荀子·天论》指出："万物各得其和以生，各得其养以成，不见其事而见其功，夫是之谓神。"《淮南子·泰族训》说："其生物也，莫见其所养而物长；其杀物也，莫见其所丧而物亡。此之谓神明。"无论是宇宙中的日月星辰转换，还是天地间的沧海桑田变迁，它们的运动变化都可谓之神。中医学继承了传统哲学中"神"的意义，将其引申于中医学理论当中。如《素问·天元纪大论》言"阴阳莫测谓之神"，《素问·阴阳应象大论》所说之"阴阳者……神明之府也"，皆为此意，即认为神是人体生理活动内在规律的表现，奥妙无穷。二是指人体生命活动的主宰。如《素问·灵兰秘典论》说的"心者，君主之官，神明出焉"，《素问·宣明五气》所论的"心藏神"中的神，即指人的一切生命活动的主宰。最后一层含义则是指人的精神意识活动。如《素问·宝命全形论》说的"凡刺之真，必先治神……神无营于众物"，《素问·针解》言"神无营于众物者，静志观病人，无左右视也"，《灵枢·五色》也指出"积神于心，而知往今"，这些均是指人的精神意识、思维活动。

值得一提的是，哲学界有人认为，中国古典哲学关于"精神"的观念来源于医学（邓牛顿《说"神"——中国艺术哲学研讨之一》）。中国传统医学从人体生理活动的客观规律出发，认为"神"乃"精气"活动的结果，并认为精是人体生命力的质素，它可以延续生命，也是产生新生命的必要元素。体内精气丰盈，健行不已，便能将生命力体现得神灵活现。精与神的联接，是中医学形神理论的发挥。在中国传统哲学中，也有类似论述。将精神联合并引申其意的是庄子，他在《庄子·知北游》中提出"精神生于道，形本生于精"，还在《庄子·天下》中提出"独与天地精神往来"的观点。徐复观先生在其《中国人性论史》中认为："由心之精所发出的活动，则是神，合而言之即是精神。"这与中医学理论中认为的"心主神志"相一致。他还说，庄子将老子的客观之道内在化为人生之境界，也将客观之精、神内在化为心灵活动的性格。故而此后精神之意，引申为内心世界的各种现象，现代汉语中的"神"亦表这一含义，如"心领神会""神魂颠倒""聚精会神"等成语。

与此同时，中医养生对于"神"的保养也非常重视。《素问·宝命全形论》载："一曰治神，二曰知养身，三曰知毒药为真。"将养身的重要性列在治病之前，而治神又列在养身之前。所谓"治神"，即养神、调神。神在人体居于首要地位，是人体生命的存在标志，是主宰生命运动的中心要素。《养生类纂》引《云笈七签》曰"夫人只知养形，不知养神；不知爱神，只知爱身。不知形者载身之车也，神去则人死，车败则马奔"，认为养神是养生之"至理"也。

那么，何为养神的最佳方法？中医学认为，应当顺时调养，静心清养。顺时，即顺应四时变化。具体是：春三月应"以使志生"，即要保持情志充满生机；夏三月应"使志无怒"，"若所爱在外"，即保持情志顺畅充沛；秋三月应"使志安宁"，"无外其志"，即保持情志安逸宁静；冬三月应"使志若伏若匿"，即保持情志内守而安静。而静心，则是少思而寡欲，使内心保持平静。《医钞类编》载："养心则神凝，神凝则气聚，气聚则神全。"

综上可知，"神"在人体生命活动中占有重要地位。当代社会经济发达，物质丰富，人们更加注重健康，需要向大家建议的是，我们除了锻炼身体外，更重要的是调养精神。我们常说身心健康，"心"健康即是强调精神卫生，包括乐观、调适心情、控制压力、淡泊名利、感恩等积极的心态，即《内经》所说："恬淡虚无，真气从之，精神内守，病安从来。"这句话大概是生命健康的真谛吧！

经

经，指织布机上的纵线，金文写作𢎢，好像一架织机上绷着竖排的线。《说文解字》曰："经，织纵线也。""经"与"纬"相对，"纬"指织机上的横线。古诗《织妇怨》里有"皆言边幅好，自爱经纬密。""经纬"由织机上的"横纵"进而引申为东西南北，"经"指南北，"纬"指东西，所以地球上以经纬度区分地理位置。

"经"由南北向的道路又引申为指路径。在人体，气血运行的路径称为"经脉"，经是主干，络是分支，经与络构成了人体的经脉系统。经脉系统的主体是十二经脉，《灵枢·经别》说："夫十二经脉者，人之所以生，病之所以成，人之所以治，病之所以起，学之所始，工之所止也。"说明十二经脉对于治疗疾病有重要的意义。十二经脉包括手三阴经（手太阴肺经、手厥阴心包经、手少阴心经）、手三阳经（手阳明大肠经、手少阳三焦经、手太阳小肠经）、足三阳经（足阳明胃经、足少阳胆经、足太阳膀胱经）、足三阴经（足太阴脾经、足厥阴肝经、足少阴肾经）。十二经脉在体表左右对称地分布于头面、躯干和四肢，六阴经分布于四肢内侧和胸腹，六阳经分布于四肢外侧和头面、躯干，它们互相连接，形成周而复始的循环。

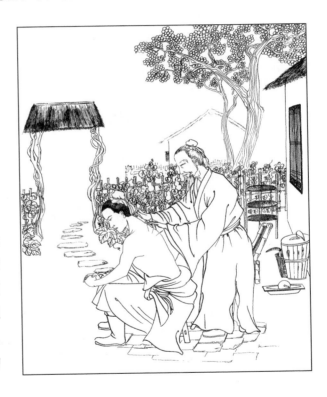

经脉的发现有很大的偶然性。远古的人们可能无意中摔倒或者因为某种原因把石块刺到身体的某些位置，结果发觉可以减轻自己的疾病，日积月累，逐渐积累治疗的经验，学会了用尖硬的物体按压身体的一些特定的位置，使病痛或症状慢慢减轻，这些位置就是最初的穴位。在治

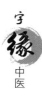
疗时，人们又发现穴位所产生的酸、麻、胀、重的感觉沿着一定的方向扩散，慢慢地这些穴位被连接了起来，由"点"逐渐发展成为"线"，经脉系统就这样形成了，这些特定的位置就称为"腧穴"。

　　古人很重视经脉腧穴的治疗作用，中医经典著作《内经》中有相当篇幅都是论述针灸的，其中的《灵枢》九卷又称为《针经》。古人认为，人体的五脏六腑、四肢百骸、五官九窍、皮肉筋骨等都要靠经脉互相沟通，达到平衡与统一。中医是讲究调和的，人体的气血在经脉中运行不息，必须达到某种稳定，如果这种平衡被打破，人就会生病。通过针刺腧穴，可以疏通经气，调节人体脏腑的气血功能，重新恢复这种平衡。临床证明，针灸对于内、外、妇、儿各科疾病都有疗效，特别是中风后遗症、失眠、便秘等慢性病、疑难杂症。

　　针灸的养生保健作用也不容忽视。相传，古时官员若被派到蜀中，就会让大夫用艾绒灸他们的足三里穴，以此来抵抗巴蜀之地的瘴气。足三里是足阳明胃经的要穴，在大腿外侧膝下三寸左右，灸足三里可以培补胃气，增强人体的抵抗力。不过古时针灸往往采用"瘢痕灸"，要使皮肤烫起泡、流脓水，认为这样效果更好，所以古人说，"若想身长安，三里常不干"。

　　针灸的手法有很多种，总的来说有"补"和"泻"两种作用。现在很多地方利用针灸进行减肥美容，主要是利用针灸的手法。减肥多采用泻法，因为中医认为"肥人多痰湿"，泻去这些多余的痰湿，身体自然就轻便了，所以泻法实际上是一种消耗疗法。但是有些女孩身体本来很匀称，却仍然希望减肥，过用泻法就会损伤人体的正气，不只容易致病，简直是消耗生命。

　　人体的经脉系统非常复杂，古人形容道路纵横交错，说是"九经九纬"，其实经脉更复杂百倍。除了前面提到的十二经脉以外，又分出十二经别、十二经筋、十二皮部，如同一张大网，又像看不见的树枝，越分越多布满周身。另外，人体还有特殊的八条经脉，不属于十二经脉运行系统，而是别道奇行，称为"奇经八脉"，其中最著名的就是任脉和督脉。任督二脉在中医诊脉与道家导引养生上相当重要，同时也因武侠小说里渲染与夸张的描述——如借由武功高强之人打通任督二脉，武功即可突飞猛进——成为一般人最为熟知的经脉名称。武侠小说里当然有文学艺术的夸张，其实就正常人而言，任督二脉，一阴一阳，本来就是在面部沟通相合的，又何须打通任督二脉呢？而以道家导引养生的观点，所谓"通任督"也就是通三关（尾闾穴、夹脊穴和玉枕穴），行周天运转之意，再配合导引内丹训练，凝练精气神，提高生命品质，就可挑战生命极限，益寿延年。

络

络，小篆写作絡，为形声字，从糸（mì），从各。"糸"指丝绳，"各"指"十字交叉"，《说文解字》释其为"絮也"，指粗丝棉或没有沤的麻，由此又引申指缠绕和连接的意思。王念孙疏证《广雅·释器》的"缳，络也"曰："凡绳之相连者曰络。"张衡《西京赋》"尔乃振天维，衍地络"，骆宾王《上廉察使启》"不悟地络遐张"，皆为此意。现代汉语"脉络""联络"等词都是由此派生而来。

中医经络学上，经与络是相对而言的，经是主干，络是经的分支。经和络纵横交错，形成巨大的网络系统。人体的络脉主要有别络、浮络和孙络。别络是较大的和主要的络脉，具有加强互为表里的两经脉之间在体表联系的作用。浮络是循于人体浅表部位而常浮现的络脉，主要作用是输布气血以濡养全身。孙络是细小的络脉，是十二经脉与筋肉和体表的连属部分。

中医临床上还常常用刺络脉的方法治疗急症，"络刺者，刺小络之血也"，故所谓刺络脉就是浅刺体表络脉，使其出血的方法，有清热、解

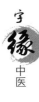
字缘
中医

毒、开窍的作用。通常用的刺络工具是三棱针和皮肤针，并根据病情采取点刺法、散刺法、束刺法等。比如临床上治疗面部扁平疣，即病毒感染导致的一种皮肤病，中医采用三棱针在耳后点刺，十次为一个疗程，每次放血十滴为度，功效清热解毒凉血，疗效非常好。

在人舌下舌系带两侧各有一条纵行的络脉，即舌下络脉。正常情况下，脉络无怒张、弯曲、增生，排列有序，透过舌下黏膜可见浅蓝色的舌静脉。中医临床上可通过望舌下络脉的长度、形态、色泽、粗细及舌下小血络等的变化来判断人体气血阴阳盛衰及瘀阻的情况。方法是让病人张口，舌体向上腭方向翘起，舌尖轻轻抵住上腭，舌体放松，舌下络脉充分暴露。如果舌下络脉短而细，周围小络脉不明显，舌色偏淡，多表明气血不足；若舌下络脉呈青紫、绛紫甚至紫黑色，则为血瘀之象，气滞、寒凝、痰湿、气虚、阳虚等均可致血瘀。

另外，现代社会的人们生存压力越来越大，失眠等疾病的发病率上升。对于顽固性失眠症，气血失调，络脉瘀阻是一个重要因素，大致可分为因瘀致病和因病致瘀两大类。因瘀致病，多由血络瘀滞，心神失养，神不守舍，而致入眠不易，梦中惊魇；因病致瘀，多为顽固性不寐迁延日久，由经入络，此即"久病必瘀"。对这种络脉瘀阻型顽固性失眠，中医可以用活血化瘀治疗，如使用清代医家王清任的血府逐瘀汤，既活血祛瘀，又行气止痛。此方也适用于神经精神系统病症，如头痛、偏头痛、三叉神经痛、神经衰弱综合征等。此方重在调整气血，使阴阳平衡而治失眠，符合《内经》"疏其血气，令其条达，而致平和"之意，王清任称"夜不能睡，用安神养血药治之不效者，此方若神"。根据当代名医颜德馨的经验，本方加入磁朱丸、生铁落，名叫活血镇静汤，临床疗效很好，专门治疗久病络瘀而致的顽固性失眠。

情

　　情，小篆写作𤕣，左侧的𣖀为形符，右面的𤯓为声符。《说文解字》曰："情，人之阴气有欲者，从心，青声。"《康熙字典》引《朱子》曰："古人制字，先制得心字，性与情皆从心。性为心之理，情为心之用。"古人认为，"情"反映的是人内心的欲求，外化为可以为人觉察的情感。《白虎通》称之为"六情"，即"喜，怒，哀，乐，爱，恶"。

　　从古至今，"情"一直是文人骚客笔下永恒的主题。"问世间情为何物，直教人生死相许。"十六岁的元好问在赶考途中遇到殉情而亡的大雁，写下了流传千古的《雁丘词》。梁山伯、祝英台为"情"双双化蝶，千古传诵。《牡丹亭》中杜丽娘为"情"死而复生，真是情至深处，"生者可以死，死者可以生"，"生死相许"是何等的深情！《乐府诗集》中有决绝的爱情誓言："山无棱……天地合，乃敢与君绝！"长生殿里传出"情"的低语："在天愿作比翼鸟，在地愿为连理枝。"哪怕是硝烟弥漫的战争年代，革命志士也发出"愿天下有情人终成眷属"的心愿。这些感人至深的故事和词句，是人类情感的凝聚与升华，是我们生命中动人的诗章。

　　"情"最感人，也最能伤人。《礼记·礼运》载："何谓人情？喜怒哀惧爱恶欲七者，弗学而能。"这是古人较早提出人的七种情感。中医学的"七情"学说则更加具体。七情包括喜、怒、忧、思、悲、恐、惊，统称情志。"人非草木，孰能无情"。在一般情况下，情志是正常人的心理活动，它有特定的外在表情和行为，如《史记·廉颇蔺相如列传》描写蔺相如愤怒的样子，"怒发上冲冠"，即头发根根直立，把帽子都顶起来了。生活中，各种情志的变化都要有一个度，超出一定限度，失去正常节制，就会成为病因，导致疾病的发生，甚至酿成悲剧。比如《儒林外史》第

129

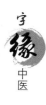
三回"周学道校士拔真才，胡屠户行凶闹捷报"中描写一个叫范进的读书人，穷困潦倒，屡试不中，丈人、邻居都讥笑他。没想到这一年放榜，他居然高中举人，狂喜之下竟然疯了，大喊大叫，丈人说他是"气迷了心"。在现实生活中，这样的例子也不少见。所以古人明确强调，"百病生于气（情志）"。

在中医学理论中，人体的五脏六腑、七情六欲与五行学说和四时变化存在着相应的联系。以悲为例，五脏中的"肺"属金，七情中的"悲"属金，四季中的"秋"也属金。因此，秋末冬初，树叶凋零，万物萧索的时候，最容易产生伤感的情绪。《红楼梦》里，林黛玉面对风刀霜剑严相逼的事实，内心抑郁不禁，体现出来的就是"大悲"："秋花惨淡秋草黄，耿耿秋灯秋夜长，已觉秋窗愁不尽，那堪风雨助凄凉！"秋花、秋草、秋雨等萧瑟凄凉的秋景，让性格内向、多愁善感的林黛玉悲情更剧，结果在现实和环境的双重压迫下，她心境愈趋低落，最终香消玉殒。

中医经典著作《内经》中对情志病有着丰富和深刻的认识，如《素问·举痛论》载"怒则气上，喜则气缓，悲则气消，恐则气下……惊则气乱……思则气结"，讨论了情志过度导致气机失调的证候表现，突出了情志因素的重要性。同时，中医也非常重视情志疗法，尤其是"以情胜情法"。"以情胜情法"是在藏象学说等理论指导下，依据五行相生相克的理论，创立的一种心理治疗方法。《素问·阴阳应象大论》指出："怒伤肝，悲胜怒；……喜伤心，恐胜喜；……思伤脾，怒胜思；……忧伤肺，喜胜忧；……恐伤肾，思胜恐。"即用一种情感有针对性地去制约、消除其相胜的偏激情感，以达到治疗某些精神疾患、心身疾病的目的。著名的金元四大家之一朱丹溪的老师罗知悌就曾用"喜胜忧"的方法治愈一个重病的青年僧人：这个僧人在浙江地区云游多年，想念四川老家的母亲，又没有钱回家，忧心如焚，得了重病。罗知悌看到他的时候，骨瘦如柴，就安慰他说，我给你十两银子，让你回家看望母亲，不用你归还，只要你听话把病治好。僧人听了喜出望外，积极配合吃粥吃药，调理一个月居然完全康复了。这里罗氏就是采用以情胜情的方法，让病人得乐而起生意，心情舒畅，治疗自然事半功倍。

舞

古时谚语说"长袖善舞，多钱善贾"，意思是做事如果有所凭借，就容易成功。《诗经·卫风·氓》即有"氓之蚩蚩，抱布贸丝"的商贸记载。战国时的陶朱、猗顿及吕不韦都是闻名史册的因经商而致富的超级富豪，由此可知，商贸活动是古人的重要社会活动之一。作为古训的谚语将"舞"与"贾"对举，亦可见"舞"与"贾"一样，在先民的生活中占有不可或缺的重要地位。

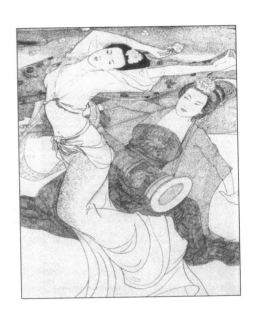

"舞"，甲骨文作 𣥂 或 𣥂，像人双手执物，手舞足蹈之形，手里拿的物品形状像鱼或谷物，象征古人从事生产有所收获，欢喜而舞。小篆增"舛"，添加了形符，像人的两足，写作 𦐇。《说文解字》曰："舞，乐也。"汉代著名文学家蔡邕在《月令章句》里写道"舞者，乐之容也；歌者，乐之声也"，这是对"舞"最恰当的描写。"舞"往往是和着音乐、身体协调的动作。古人有丰收舞、祭祀舞、出征舞、庆功舞等，不同的场合、不同的情境都有不同的舞蹈表达。乐舞是古人最早的娱乐活动之一。

因为配合音乐，所以舞蹈是有节律的，并且常常左右动作协调对称。我们今天观赏少数民族同胞的舞蹈，依稀可见古代的遗风。舞蹈一定是手脚并用、全身心投入的，观看的人快乐，跳舞的人更快乐。无论战争、和平，无论欢喜、忧伤，歌舞一番，所有的不幸可暂得消解，所有的幸福可延伸放大。舞蹈是最好的抒发情感的方式。现在许多少数民族还保留着以歌舞迎客的风俗：客人刚到村口，主人就载歌载舞地奉上米酒，真诚地欢迎，热烈地祝福。

舞蹈可以最大限度地激发灵感，打开创造性思维的源泉。其于舞者如此，于观舞者亦如此。被尊为"草圣"的唐代大书法家张旭，就是因为常常观赏"一舞剑器动四方，观者如山色沮丧，天地为之久低昂"的公孙大娘的"剑器舞"，于是"自此草书长进，豪荡感激"。（杜甫《观公孙大娘弟子舞剑器行·序》）舞蹈对创作的启迪激发，在此可见一斑。

其实，古人的舞蹈还有另外一个重要的作用。先民对于自然界及人类自身的认识有限，在大自然的威力和自身的生老病死面前常常觉得无助又无奈，于是将这一切归于冥冥之中神灵的安排。舞蹈一方面可以使大家团结起来，增强信心，成为一种精神力量；另一方面，作为祭祀活动的一个重要组成部分，可以表达对神祇的礼敬，求得神的庇护。所以古人在各种节日、祭祀活动中，都明确规定应该奉上哪种舞蹈。《周礼·春官宗伯》说："凡舞，有羽舞，有皇舞，有旄舞，有干舞，有人舞。"这是文献对"舞"最早的区分。

此外，从生命科学的角度讲，"舞"可以强化呼吸，稳定情绪，活血舒筋，对身体起到很好的锻炼作用。早在两千多年前的春秋战国时期，人们已经认识到"舞"的轻身保健作用，当时以调摄呼吸为主的"导引"方法相当普遍。二十世纪中后期在长沙马王堆汉墓出土的帛画中，绘有各种运动姿势的导引图就有四十多幅。从图画描绘的场景不难看出，许多导引的姿势在今天的民族舞中还在使用。从某种角度来说，导引图也可以说是古代的"舞"图。到了汉代，舞蹈导引疗法又得到进一步发展。三国时的名医华佗吸取前人的经验，结合自己的实践心得，创造了一套"五禽之戏"，即模仿虎、鹿、熊、猿、鸟等五种动物姿势体态的保健体操。据说其弟子吴普做五禽戏，长年不断，"年九十余，耳目聪明，齿牙完坚"（《后汉书·华佗列传》），这是古人以"舞"健身的成功范例。

　　生命不息，运动不止。今天，舞蹈作为一种全民运动的方式，从单纯的敬神、祈福活动成为融娱乐、健身、美体于一炉的新兴健康运动。许多情况下，人们可以用几个简单的舞蹈动作纠正不良的习惯，起到防病治病的作用。比如对因久坐、姿势不良导致的颈椎病和腰椎病，大家不妨采用以下方法：直立，两脚开立与肩同宽，双手上举，左右交替，重复三十次；再进行弯腰舒展的动作，用双手指尖去够脚尖，亦重复三十次。坚持此法锻炼一段时间，相信能收到良好的效果。

沐

　　"沐"甲骨文写作 ，像一双手拿着器具往一个人头上淋水。沐的本义是洗头发，《说文解字》说"沐，濯发也"，后来简写成"沐"。成语"栉风沐雨"的意思就是风梳头，雨洗发，形容人奔波劳碌，非常辛苦。古代洗头可能要别人帮忙，用像瓢一样的器具往头发上浇水，因为古人认为，身体发肤受之父母，不能随意损毁，不论男女，头发都留得很长。《史记·鲁周公世家》有这样一段记载："然我一沐三捉发，一饭三吐哺，起以待士，犹恐失天下之贤人。"意思是说周公为了招揽天下人才，一次洗头要三次握着头发，一餐饭要三次把饭粒从嘴里吐出来，惟恐因自己接待贤士迟慢而失掉好的人才。后来就用成语"吐哺握发"形容礼贤下士，求才心切。

古人很早就开始注意个人卫生情况，并有非常详细的论述。比如秦汉时，已形成了三日一洗头、五日一沐浴的习惯。《仪礼·聘礼》载："管人为客，三日具沐，五日具浴。"意思是招待客人的礼节，要满足三天洗头、五天洗澡的习惯。汉代时更是正式以"休沐"的形式把这一礼仪固定下来。"休沐"是汉代朝廷官员法定的假期。《汉宫仪》云："五日以假洗沐，亦曰休沐。"《初学记》云："汉律：吏五日一下沐，言休息以洗沐也。"可见"沐"已经成为"休假"的代名词了。而且古代洗发还有专用的洗发水，称作"潘汁"，即煮熟的淘米汁。《诗·卫风·伯兮》有"岂无膏沐，谁适为容"的记载，说明这是先秦贵族享用的高级护发品。后来，古人又发明了猪苓和皂角洗发。据说猪苓是富人用的，在里面加些香料，洗发后会有比较浓郁的香气。平常人就用皂角洗头发，皂角的味道不好，但是去污力还是不错的。《红楼梦》第五十九回中讲到芳官的月钱被老妈子克扣，不肯给她买洗头的东西，春燕为芳官打抱不平，最后纷纷攘攘导致查抄大观园，"始作俑者"就是这加了香料的猪苓。

古人很重视洗头洗澡，每逢重大的祭祀，君王大臣都要郑重地斋戒沐浴，以示尊敬。中国古代还有很多和洗头有关的风俗，比如中国的情人节"七夕"，这一天未婚女性有用花草洗头的风俗，希望尽快找到如意郎君，所以七夕又称洗头节。每年的农历二月初二，俗称

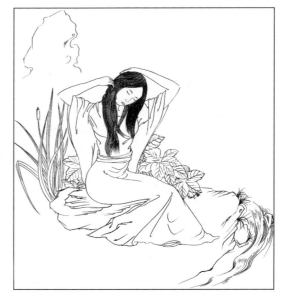

"龙抬头"，是满族旧俗，这一天男人要剃头，女人要洗发，取消灾祈福的意思，东北的很多地方至今还保留着这个风俗。

　　古人很重视沐浴之后的卫生，所以有"新沐者必弹冠，新浴者必更衣"的讲法，意思是刚洗过头就要端正帽子，刚洗过澡就要换新衣服，形容人精神振奋。在中医学当中，非常强调以沐浴的方式防治疾病，在一千多年前的《水经注》有记载："东合温泉水，水出西北喧谷，其水温热若汤，能愈百疾，故世谓之温泉焉。"指出温泉水有愈百疾的作用。唐代医家孙思邈说："身数沐浴，务令洁净，则神安道胜也。"在《老老恒言》中也谈道："浴后阳气上腾，必洗而以宣其气。"认为热水浴有洁净肌肤、调畅气血、调和精神的作用。同时，沐浴还可以促进血液循环，改善组织器官营养状态，使肌肉放松，有助于消除疲劳。同时《老老恒言》还指出"浴水不可太热，温凉须适于体"，因温度太热会导致腠理开泄，蒸迫汗液，伤人津气。

　　另外，中医古籍《备急千金要方》中还有用日光沐浴预防疾病的记载："凡天气和暖无风之时，令母将儿抱日中嬉戏，数见风日，则令血凝气刚，肌肉硬密，堪耐风寒，不致疾病。"这是因为日光中的紫外线可抑制和杀灭皮肤表面的微生物，有助于预防疾病。而且日晒还可以使皮脂和汗液的分泌增多，保持皮肤润泽。

　　尽管沐浴有诸多优点，但《备急千金要方》也指出："凡居家不欲数沐浴，若沐浴必须密室，不得大热，亦不得大冷，皆生百病。冬浴不必汗出霖霖，沐浴后不得触风冷。新沐发讫，勿当风，勿湿萦结，勿湿头卧……饥忌浴，饱忌沐，沐讫须进少许食饮，乃出。"指出洗头后要避免吹风，不要湿着头发睡觉，也不要在头发未干时外出等。这些在今天仍然有现实指导意义。

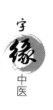

走

　　走，早期金文作 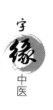，由 （彳，行进）、（夭，挥舞双臂）、（止，脚）三部分组成，像一个挥摆双臂，奋力狂跑的人。《战国策·楚策一》有"秦王闻而走之"，鲍彪注"走，疾趋也"。晚期金文 省去 （行进），突出了 （挥臂）、（拨腿狂跑），篆文 承续晚期金文字形。《说文解字》载："走，趋也。从夭、止。"《释名·释姿容》曰："徐行曰步，疾行曰趋，疾趋曰走。"玄应《一切经音义·卷十七》亦载："疾驰曰走。"由此可见，走的本义是疾趋、奔跑，而"走"在现代汉语中的常用意思则为"人或鸟兽的脚交互向前移动"[《现代汉语词典》（第6版）]，事实上，古时这个意义最初是由"行""步"两字所承担，随着时间的推移，"走"的词义才扩大为包含"步行""行走"等义项。

　　明清时期有"走百病"的习俗。每年正月十五或十六，妇女们深夜相约，出游行走，目的是祛病除灾。不同的地域有不同的"走百病"方式，京城走墙边，北方走郊外，江南则过桥。明朝周用有一首诗《走百病行》，介绍了当时的盛况："都城灯市春头盛，大家小家同节令。姨姨老老领小姑，撺掇梳妆走百病。俗言此夜鬼穴空，百病尽归尘土中。不然今年且多病，臂枯眼暗偏头风。……蕲州艾叶一寸火，只向他人肉上燃。"诗中提到，除了走路，当日还有艾灸的活动，在部分地区还要"摸钉"，方能求吉除疾。"摸钉"是指到寺观烧香，用手触摸庙中大门上的门钉，以此祈盼家庭人丁兴旺。

　　中医学认为，许多疾病都是因为久坐、久卧而产生的，《内经》中用"五劳七伤"来形容人身体虚弱多病。所谓"五劳"，就是"久视伤血，久卧伤气，久坐伤肉，久立伤骨，久行伤筋，是谓五劳所伤"。而"饮食有节，起居有常，不妄作劳"即可安度百岁。因此，适当地

"走"，不论是步行，还是跑步，都有益于健康。中医提倡通过走路的方式进行健身以应天时。《素问·四气调神大论》中说："春三月，此谓发陈，天地俱生，万物以荣，夜卧早起，广步于庭，被发缓形，以使志生。"在宜人的春天，清晨起来，披散着头发，在庭院里来来回回地踱步，让阳气得以升发，是顺应四时的养生方法。古代医家也建议"食后行百步，常以手摩腹"，这样可以促进脾胃的运化，使气血通畅，预防百病。

除此之外，足部保健也受到历代医家重视。在中医经络学说中，连接人体脏腑的十二条经脉有六条与足部相关，足三阴经（足太阴脾经、足厥阴肝经、足少阴肾经）起于足部，足三阳经（足阳明胃经、足少阳胆经、足太阳膀胱经）到达足部，且双足分布了60多个穴位，通过健步走的形式可以按摩足底，起到整体调节全身气血经络的作用。同时，脚上的穴位中还有几个原穴，即脏腑原气经过和留止的部位。比如脚踝内侧的太溪穴是足少阴肾经的原穴，刺激太溪穴具有滋肾阴、补肾气、壮肾阳、理胞宫的功能，对肾阴不足之腰痛和下肢功能不利等疾病有明显疗效。脚背的冲阳穴是足阳明胃经的原穴，刺激它能治疗胃痛、腹胀、面肿、齿痛等。脚外侧的丘墟穴是足少阳胆经的原穴，刺激它可主治下肢痿痹、胸胁胀痛等。有意识地活动脚踝，刺激这些原穴，对肾、胃、胆等脏腑的正常功能必然大有裨益，可以调节人体阴阳，疏通经脉。

亲爱的朋友，如果你长期伏案工作，可于工作间隙，在室内缓缓踱步，盘旋数十圈，使筋骨活动，经气流通。也可逢节假日，风和日丽之时，偕挚友同行，安步当车，享游乐之趣。更有专门的走路健身法，如快走健身、倒走健身、鹅卵石健身等，通过行走使气血运行，经络畅通，不失为健体之良法。

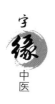
和

　　"和"字起源较早，金文写作 ✿。"和"是形声字，《说文解字》曰："和，相应也，从口，禾声。"认识"和"，要从"龢"说起，二者是异体字的关系。"龢"字的"龠"旁表示"器乐"，是古代的一种乐器，由竹管制成。《说文解字》载："龠，乐之竹管，三孔。"段玉裁注："此与竹部籥异义，今经传多用籥字。"可知"籥"也就是"龠"，一般认为，籥是排箫的前身。由于编管的长短不同，产生的音高也不同，正是因为这些不同的音高，才能吹出和谐动听的音乐。所以"和"的本义是指声音的和谐，《礼记·乐记》的"其声和以柔"可以为证。"和"由声音的和谐进而引申指相互关系的和谐。人与天地的"和"——相应，即由此而来。

　　《尚书·尧典》曰："百姓昭明，协和万邦。"西周的史伯在此基础上进一步指出，"和"的本质是不同因素的结合，是多样的统一（易中天《先秦诸子百家争鸣》）。"夫和实生物，同则不继，以他平他谓之和。"（《国语·郑语》）所谓"以他平他"，就是不同的事物融合在一起，才能产生和谐，才能产生新事物。随着先秦诸子百家的学术争鸣，"和"的哲学思想逐渐为各派所接受，并且衍生出不同的思想外延。孔子接受发展了史伯的观点，并且倡导"礼之用，和为贵"的中庸之道，为后世儒家所推崇。道家也提倡"和"，老子说："万物负阴而抱阳，冲气以为和。"（《老子·四十二章》）庄子也说："调理四时，太和万物。"（《庄子·天运》）究其哲学内涵本质，都是"天人合一"的思想，具体来说，就是自然万物和，人与自然和，人与社会和，人体自身和。

　　中医产生的时代背景决定了它是以"和"为重要思想的医学。《内经》开篇就载："上古之人，其知道者，法于阴阳，和于术数……故能形与神俱，而尽终其天年，度百岁乃去。"具体来说，这是"天人合一""形神合一"的健康观，脏腑、阴阳、气血失和的疾病观，通过四诊、八纲、经络等辨证以求发现人体不和谐的诊断观，以及调人、调气、调阴阳、调脏腑达到平和目的的治疗观（何清湖《中医人才培养应立足和文化》）。

以阴阳学说为例，其作为中医基础理论的重要组成部分，是古人用以认识自然和解释世界的基本观和方法论，其中也无时不体现着"和"思想的重要影响。《周易》中不论从卦象到爻辞，从《易经》到《易传》都体现了这种追求平衡的"和"思想，"乾道变化，各正性命，保合太和，乃利贞"。（《周易·乾卦》）万物阴阳互动，互为因果，相反相成，是矛盾双方的对立统一，这种你中有我，我中有你的动态平衡就是"和"思想的具体体现。《素问·生气通天论》说："阴平阳秘，精神乃治。阴阳离决，精气乃决。"阴阳平衡，才能保证宇宙生命（自然万物）的和谐运动。就人体而言，不论阴盛阳衰还是阳盛阴衰，都会对身体造成损害。相反，只有阴阳平衡、刚柔相济，人才能精神焕发，充满活力，保持健康的状态。

就中医学的治疗观而言，追求"和"可以说是中医治病的最高法度。中医学认为，人之所以会生病，是因为体内脏腑气血阴阳平衡失调，而治疗的目的恰是纠正这种偏盛偏衰的状态，使人体重建协调有序的平衡状态。《内经》说："谨察阴阳所在而调之，以平为期。"即以"调"为法，以"和"为期，重视协调阴阳的平衡，因为"气之在人，和则为正气，不和则为邪气"（《类经》）。《素问·生气通天论》强调"因而和之，是谓圣度"，即把追求和谐，调整身体的阴阳平衡视为治疗疾病的最高法则。

在具体治疗疾病的过程中，中医学强调顺势祛邪，找出病机根本所在，顺应和利用病患正气抗邪的自然趋势，帮助机体自我调节，重新建立和谐状态。如《内经》提出"其高者，因而越之；其下者，引而竭之；中满者，泻之于内；其有邪者，渍形以为汗；其在皮者，汗而发之……"，就是提出因势利导的治疗法则，根据病邪所在上下内外部位的不同，选

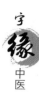

择最为便捷的治疗途径，审时度势，驱邪外出。

综上所述，调"和"是最终目的，中医根本是一门"和"医学。如同汉字是中华五千年文明的活化石一样，中医学也是深深植根于传统文化的历久弥新的经验传承，我们的中医践行者应该秉承"誓愿普救含灵之苦"的大医精神，"勤求古训，博采众方"，构建和谐的医患关系，从"字里行间"领悟传统医学的独特魅力，为中医药事业的发展再创辉煌！